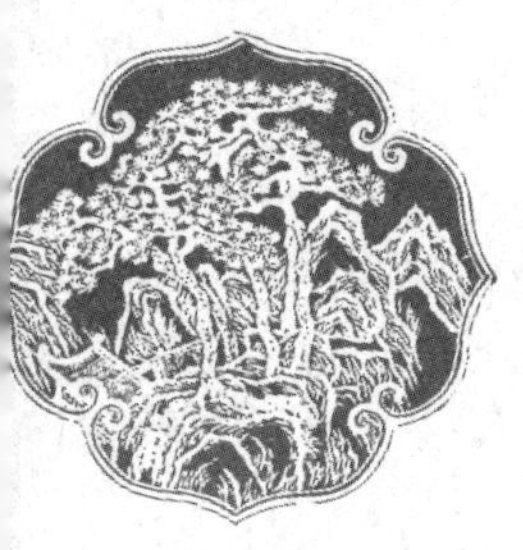

中国民间医学丛书

中国民间足浴术

刘光瑞　编著

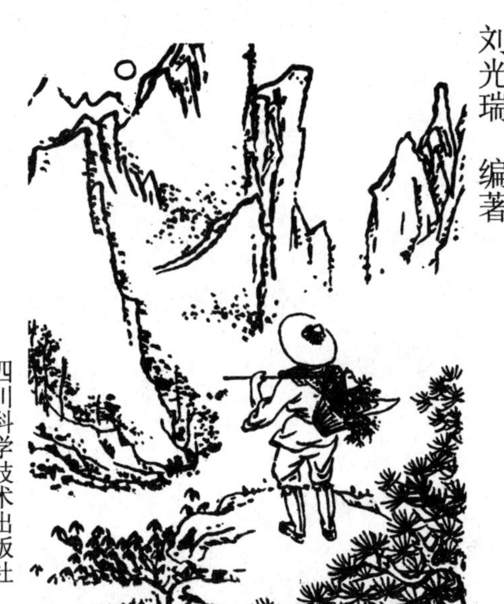

四川科学技术出版社

图书在版编目（CIP）数据

中国民间足浴术/刘光瑞编著.—成都：四川科学技术出版社，2008.8（2025.2重印）
（中国民间医学丛书）
ISBN 978-7-5364-6432-2

Ⅰ. 中… Ⅱ. 刘… Ⅲ. 熏洗疗法 Ⅳ. R244.9

中国版本图书馆CIP数据核字(2008)第112280号

中国民间医学丛书

中国民间足浴术

ZHONGGUO MINJIAN ZUYUSHU

编　　著　刘光瑞

出 品 人　程佳月
责任编辑　李迎军
营销编辑　李　卫　杨亦然
封面设计　李　庆
责任出版　欧晓春
出版发行　四川科学技术出版社
成都市锦江区三色路238号　邮政编码　610023
官方微博　http://weibo.com/sckjcbs
官方微信公众号　sckjcbs
传真　028-86361756
成品尺寸　146 mm × 210 mm
印　　张　5　字数　130　千
印　　刷　四川机投印务有限公司
版　　次　2008年8月第 1 版
印　　次　2025年2月第 4 次印刷
定　　价　58.00元

ISBN 978-7-5364-6432-2

邮　购：成都市锦江区三色路238号新华之星A座25层　邮政编码：610023
电　话：028-86361770

丛书主编

刘光瑞

丛书编委会

刘光瑞　刘少林
林　红　杨殿兴

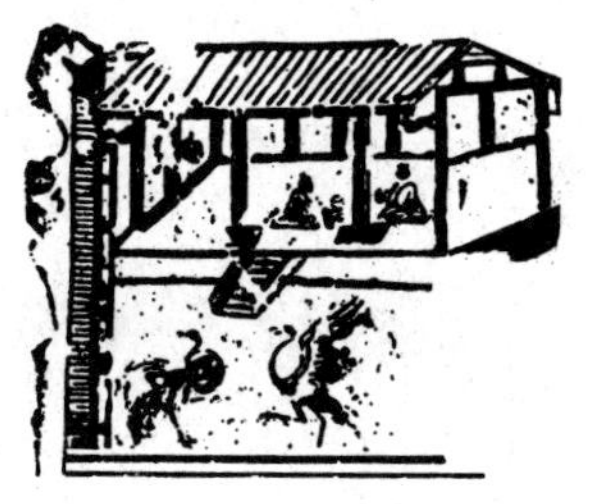

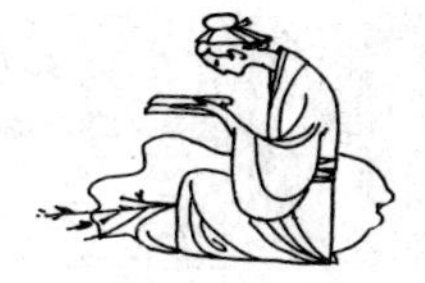

序

古时候的中医,习惯称为“国医”或“大国手”,其知识面较为广泛,能上知天文,下知地理,中知人事,在本行中内、外、妇、儿、伤各科无所不知,无所不晓。从种药、采药、制药、用药,膏、丹、丸、散无所不会,无所不用,这才是真正意义上的中医。而刘光瑞先生,就是这样一位名中医,学识渊博,跨行业知识丰富,医术在全国闻名,并在世界各地培养大量弟子,所以由他所著《中国民间足浴术》,更是顺理成章之事。该书博学常用,特色建树不少,让人获益非浅。

我认识刘光瑞先生,是从他研制的“足仙乐”浴足产品开始,那是在20世纪80年代第二届老年博览会上,该产品荣获金奖。本着孝敬老人、关爱亲人的角度,用“足仙乐”试一试的想法,我给家人使用了该产品,殊不知用后效果十分理想,因而我对足浴产品产生了好感,进而对足浴知识有了一些了解。古人曰“人老足先衰”这一点不假,人体到了虚弱的时候,浴足可缓解虚损;人体受到寒湿入侵的时候,浴足可解表祛寒;人体到了年老体弱的时候,浴足能让人延年益寿。“早晚烫脚,当吃补药”,《中国民间

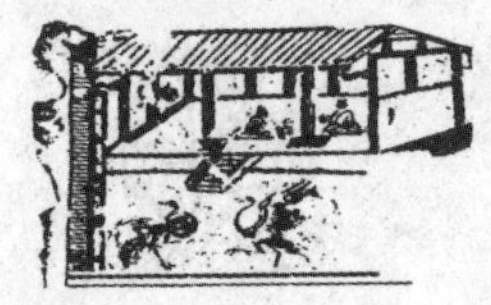

足浴术》的出版，对于足浴行业来说，真是一大补品，让人读后获益匪浅。

北京仁仁通泰生物科技有限公司

徐　刚

2008年6月

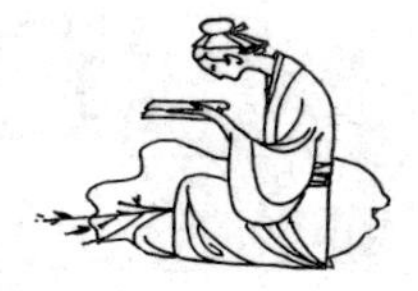

前　言

有关数千年历史的中国民间医药，蕴藏着丰富的养生理论和方法，经过千百年来临床实践的筛选和淘汰，逐渐形成了保留至今的在民间行之有效的养生手段和技法，如端午节的药熏沐浴风俗、冬至的喝羊肉汤滋补习惯等等。其中民间足浴术是流传较广、行之有效的养生手段之一。足浴术的习惯具有地域差异，具有不同特色、特征、特点和特殊的操作技法。从目前流行的民间浴足看，其主要特色是：简、验、便，适宜于第三产业大众服务和市场实践，并初步形成完整的养生保健产业规模，更易于家庭推广普及。在无特殊情况时，浴足之术无副作用，其特征是：能迅速解除人体疲劳，有病治病，无病防病健身，特别是对常见足部疾患、风寒痹痛、内脏虚衰等，有直接的康复作用。另一特点是：中国民间浴足方法内容丰富，因各地区的习俗不一样，有以治疗足病为主，有以手法点按拿捏足部消除疲劳为主，有以中草药泡洗追风祛湿为主等等。

民间足浴术的形成年代较早，甲骨文中的浴字的创立确定可以看出这一点，经过上千年的中医经络理论的发展，临床中草药浴足治病的实践，以及民间浴足养生习俗的代代相传，逐渐形

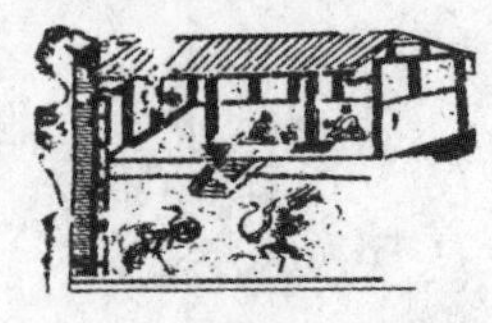

成了丰富多彩的足浴文化和足浴养生理论体系及操作技巧，成为大众的极好养生方法。

本书分为三章，主要在足浴的理论上、技法的创新上、足浴的广泛性上加以介绍，对提高针灸、推拿人员和浴足技师的水平有直接帮助。其中很多理论和实践技法，属重庆中医少林堂世代名医的原创医术，望各界同仁及有志之士指正。

重庆中医少林堂

刘光瑞

2008年5月20日

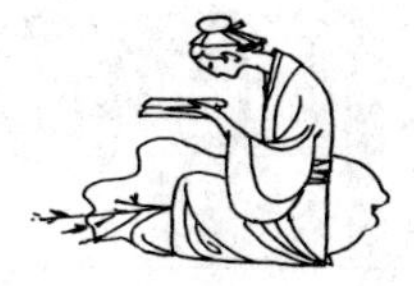

目　录

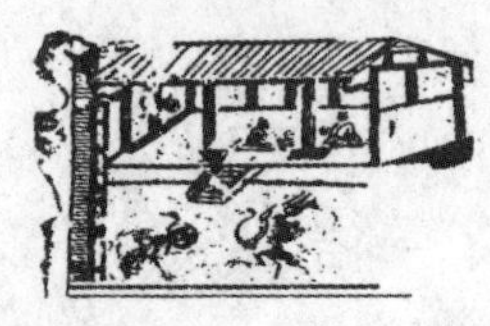

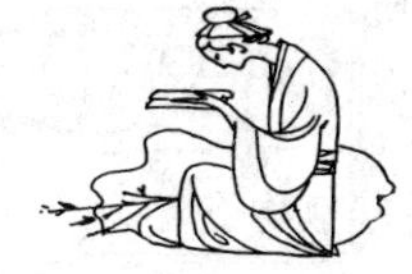

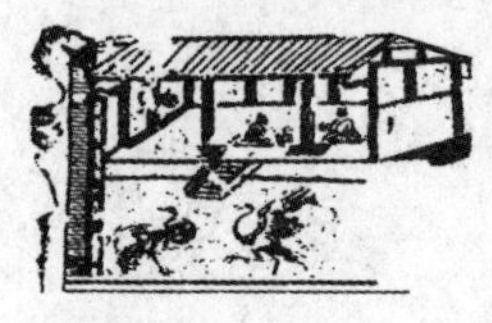

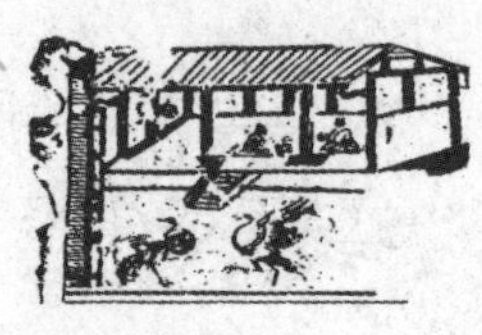

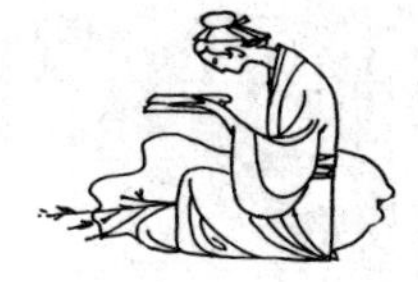

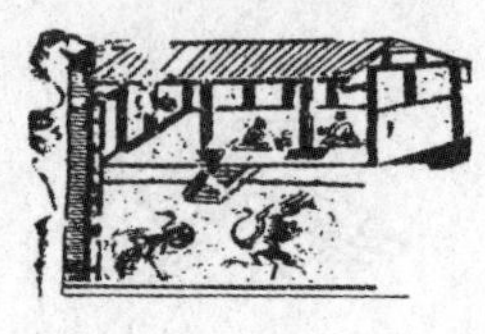

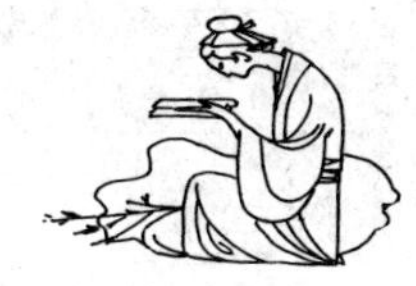

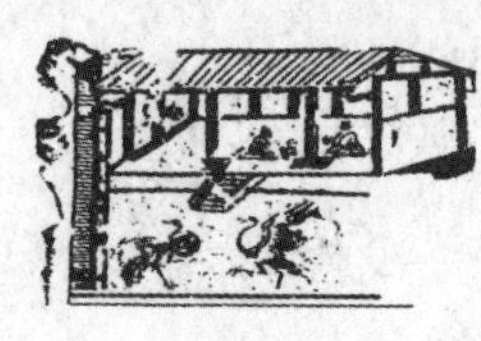

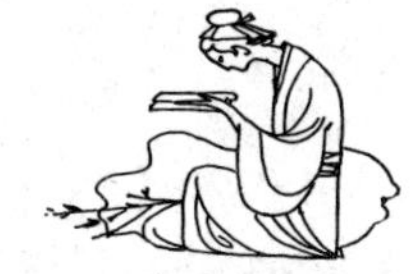

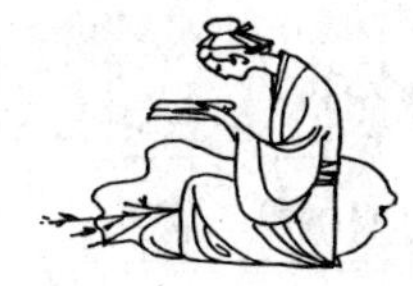

第一章　足源求真

一、足浴之源

我国在数千年前，人们就习惯于沐浴，浴字是个象形字，在甲骨文就是人在盆中洗澡的形象，周围水滴四溅，表示人在洗澡的意思。东汉许慎在《说文解字》中说“浴，洒身也。从水，谷声。”今日的浴字，就是沿用了这种写法。

早在3000多年前，在殷商时期的甲骨文中，就有了对“浴”、“沐”、“澡”、“洗”、“盥”这些象形字的内在含义的解释。“浴”为洗澡，“沐”是洗头洗脸，“洗”、“盥”是洗手洗脚的意思。

1. 历代药浴民俗拾零

北宋唐慎微著《证类本草》中，就有药汤淋洗治疗中暑的记述。而《太平圣惠方》中记述洗浴方剂163首，针对的疾病和保健范围也比较广。宋代《圣济总录》中亦有熏、洗、浴方40余首，并详细记述了“治外者，由外以通内，膏熨蒸浴……藉以气达是也……”

明代，药浴疗法的普及推广，首推浴足疗法的广泛运用，在成书于明代的中国历史上最大的方剂类书《普济方》中，就收载药浴熏洗方剂百余种，而明代李时珍在著名的《本草纲目》中也

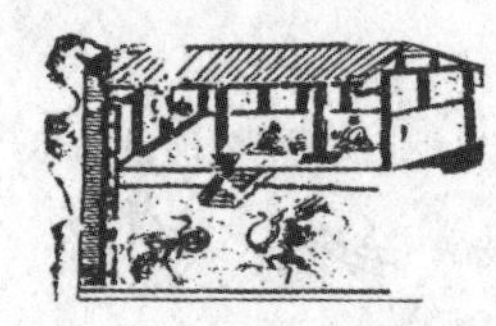

收载药浴方剂达数百种,可以外洗治疗各种常见病和疑难杂症。

在清代名医吴师机的医著《理瀹骈文》中,详细地记载了药浴疗法的基础理论、作用机理、辨证论治、药物配伍、使用方法及主治功效、禁忌事项等,并收录外治药浴方剂 800 余首,提出"外治之理,亦即内治之理;外治之药,亦即内治之药。"并反复强调"虽治在外,无殊治内"的核心思想。

《礼记·内则》载"头有创则沐,身有病则浴"的治疗方法,可见药浴在古代就开始用来治疗疾病。从上世纪 70 年代在马王堆出土的《五十二病方》就记载有药浴之方,其中外治法有敷贴法、烟熏、蒸汽熏、熨法、砭法、灸法、按摩法、角法(火罐法)等,而药浴之法占有很大篇幅。

相传周朝时,专有"女巫"掌管沐浴,在 5 月为沐浴时间,认为用当月当日所采草药,其草木最灵验,效果为最佳,信则更灵。今日广大农村仍有这种习俗。屈原《离骚》中的词句"浴兰汤兮沐芳"就是对民间人们在沐浴节进行药浴的一种形象描述。

"浴兰"是指加了兰草的洗澡方式,为古代习俗,在每年的农历五月,都要用加了兰草的热水来洗澡。唐宋时称端午节为浴兰节。人们在端午节所在的这一个月,用兰汤来沐浴,所以又称"浴兰之月"。

盛唐时代的《外台秘要》、《千金翼方》中记录了大量的沐浴、按摩之法,其中乌发、熏衣、香体、洁身、浴身等都有案例或记述。

时至今日,每年的五月端午节这一天,以香熏草药或艾叶、石菖蒲煎汤沐浴,依然代代相传。在某些地区和少数民族中也沿用沐足、洗头之法。沐足者,轻松行走,防止风寒痹证;浴头者,追风祛湿,令头目清爽。

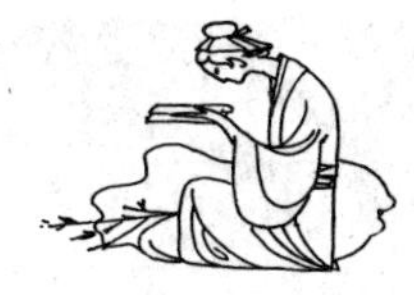

2. 足部按摩、点穴源流管窥

除了药浴外，足部按摩、点穴之术也在民间广为流传。相传在战国时期，名医扁鹊治愈赵太子暴疾尸厥之病，就是采用了推拿按摩、点穴之术。《汉书·艺文志》载："黄帝时岐伯著按摩十卷"。唐代太医署设有按摩博士及按摩师之职。在古代中医药行业中，推拿按摩并列为其中，由《黄帝内经》的经络理论详解到砭术的演变，至十四经脉的确定，其理论源远流长，世世代代在民间中传承至今，临床中沿用至今。

名医华佗创立"五禽戏"，其中就有"除疾兼利蹄足"和"逐客邪于关节"。传说中的华佗秘籍《足心道》已失传。

晋代葛洪《肘后备急方》中记载有按摩足心的方法和贴敷足心之法。这些方法对足部疾病的治疗和调节机体阴阳平衡，均有临床实用价值。

隋朝高僧知仕著《摩诃止观》中也记述了摩足治病，从足掌之穴和足疗之法，祛寒邪健身心。"意守足"的养生术，"常止心于足埏，能治一切病。"

宋代《圣济总录》中有"以手扳脚梢，闭气取太冲之气"的养神养精之术，内调经脉之气，外行经络骨骼之力。

明代养生学家冷谦著《修龄要旨·祛病八法》中"平坐，以手握足趾，以一手擦足心赤肉，不计数目，以热为度……此名涌泉穴，能除湿气，固真气。"详细记载了足部按摩的方法和作用（图1-1）。

3. 足浴历史沿革探微

宋代养生学家温革著《琐碎录·杂说》中记载"足是人之底，一夜一次洗。"在书中提倡泡足养生，认为春季泡足可升阳固脱，夏季泡足可祛暑湿，秋季泡足可润肺肠，冬季泡足可培补丹田等

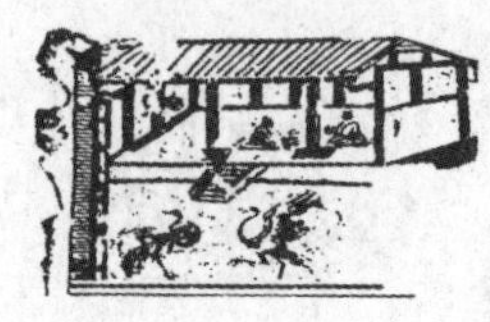

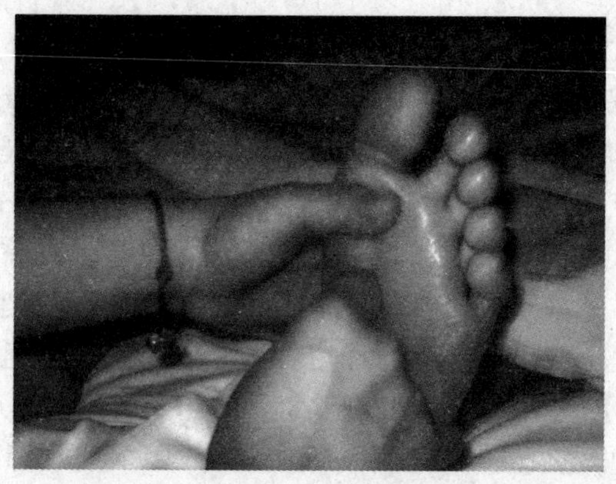

图 1－1　屈指顶压涌泉穴

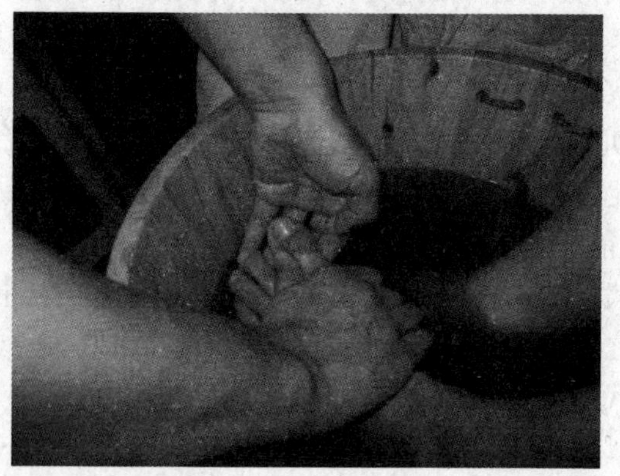

图 1－2　按摩足部

(图 1－2)。

北宋著名诗人苏东坡对浴足助眠和安神宁志十分赞赏,留下"主人劝我洗足眠,倒床不复闻钟鼓"的佳句。浴足形成生活习惯,更有安神和消除疲倦的作用。

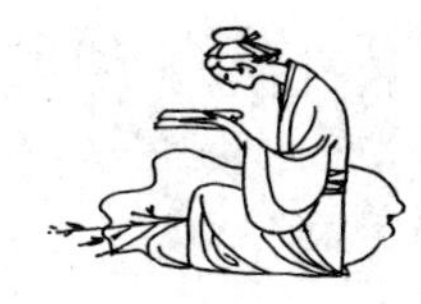

南宋大诗人陆游也曾写过一首脍炙人口的浴足诗:“老人不复事农桑,点数鸡豚亦未忘,洗脚上床真一快,稚孙渐长解烧汤。”浴足之术,在古代民间中不但能养生防病,还形成了民间生活习惯,并广泛普及运用。

民国后期,江南扬州修足、浴足、捏足和大澡堂大量出现,在广大劳苦大众中,沐浴、修足完全是一种享受,而富贵人家则习惯于这样的消费。

以下,摘录一些中国谚语,可以分析出民间浴足在老百姓中的重要性和普遍性。

“人老足先衰。”还有“树枯根先竭,人老脚先衰”或“人老腿先老”等说法。这些都是说明由人体足部可以看出人体全身的健康状况和生命的盛衰、吉祥安康与否。

“诸病因寒生,寒从足下起。”这是在潮湿之地和寒冷环境中的人们,从日常生活的经验中,体会出寒邪的足部传导和侵袭原理。

“早晚烫脚,如吃补药。”这是民间较为习惯的说法,是让人在早晚浴足的习惯中,养成良好的浴足活血、祛寒健身的习惯,这种方式比天天吃滋补之品更加有益于健康(图1-3)。

“千里之行,始于足下。”这是指人的基本行走功能,人因直立,而靠双足行走,构成较特殊的直立行走方式。人体一旦足部或内脏有病,则影响行走。

“知足者常乐。”这句话最早出自《论语》,本意是说一个人要有客观的认识,从各方面感到满足,而又无过多的、不切实际的奢望,保持乐观心态,心理常乐而忘忧。如今,有很多浴足师或浴足店,将“知足者常乐”赋予新解,即通过自己双足能知道自己是否健康、是否有疾病,从而快乐浴足(图1-4)。

“百炼不如一走。”这是人们在养生健康实践中总结出的经

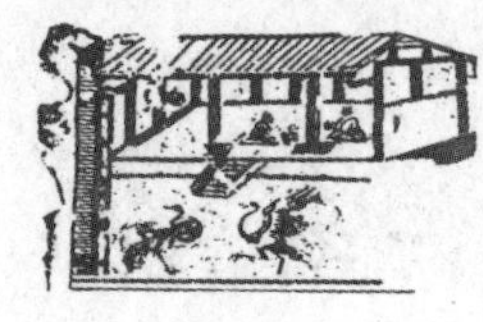

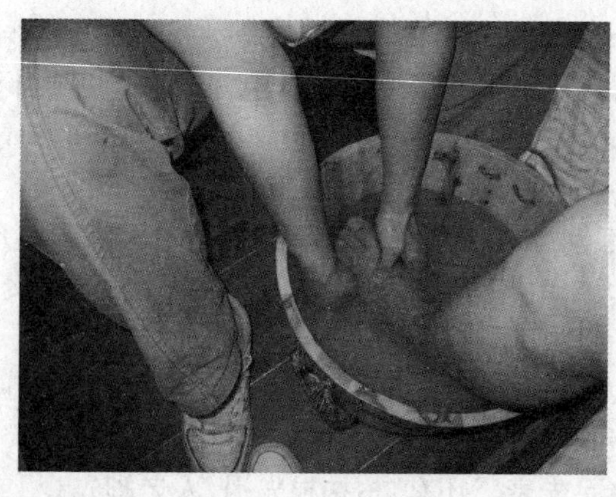

图 1－3　清洗捏足

验。百炼之法众多，所谓“一走”，就是提出人们要常走，双足走动，对于中老年人行走养生、慢步养神、休闲怡情都极为有利。

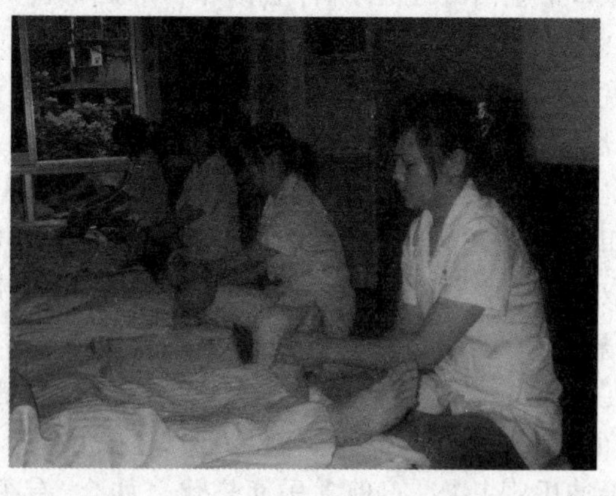

图 1－4　足底按摩从左开始

“饭后百步走，活到九十九。”这是人们的养生格言。《摄养枕中方》也说：“食止行数百步，大益人。”食后缓步活动，有利于

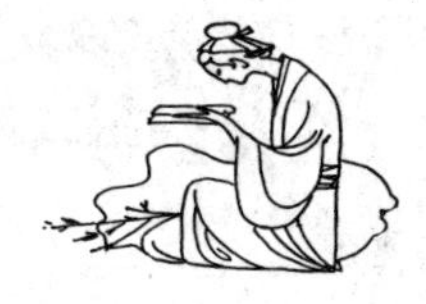

胃肠蠕动,可促进消化。饭后百步走,是一种休闲的状态和生活习惯,也可以看出,人体长寿,应在适当的运动中懂得足掌气血充盈的重要性。

二、足浴之道

我国民间对四季浴足的作用有清楚的认识。其歌谣是"春天洗脚,升阳固脱;夏天洗脚,暑湿可去;秋天洗脚,肺润肠濡;冬天洗脚,丹田温灼。"古人用一年中春夏秋冬的气候之变,总结出人体浴足的内外调理之道。

"春天洗脚,升阳固脱":春天万物生发,人体易犯"春困",容易出现神疲乏力。凡虚弱之躯,易虚阳升散,原阳不固。因而春天浴足,其水宜温,禁烫忌凉,温而使人微汗即可。温可固阳,温经解表,通气行血。春天浴足若水太烫,则易出虚汗,阳气虚脱;浴足之水太凉,则寒凝内阻,实证易发。

人体顺应春季气候,借春发之力,舒肝解郁,行气消滞。肝性善变,借春风之力,养肝助长,足浴后人体足厥阴肝经气血通畅,肝木茂盛则人体睡眠正常,神清气爽,四肢困倦消除,情志稳定。

春天人犯困,则宜温阳通脉,祛寒升阳,让人四肢得健,足部有力,全身经脉通畅,气血循行如常。

"夏天洗脚,暑湿可去":夏日炎热干燥,人体易"中暑",神志不清而虚脱。凡湿困脾则少食,湿滞经脉则全身酸痛,湿滞内脏,暑在头而眩,暑在腑而泻,暑在脏而燥。因而夏季浴足,其水宜凉,禁烫忌热,药浴煎后放凉方可使用,凉可消暑、降燥。夏季浴足,祛暑湿,通寒瘀,久病骨寒痞结可消。夏季浴足若水太烫,则虚损虚脱,大汗淋漓,元阳脱泄;浴足之水过热,则火毒内炽,

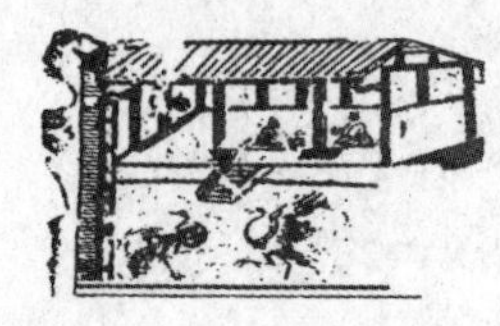

心烦意乱，失眠易狂。

夏日火毒，出汗较多，暑邪阻滞经脉，让人中暑昏闷，头晕心烦，四肢无力，昏厥虚脱。故人体顺应夏日之温，借夏季之热，解暑湿之毒以凉消温，凉降心火。凉水浴足更可清凉透里，入心醒脑，保阴津，避暑湿，平衡阴阳。

“秋天洗脚，肺润肠濡”：秋燥病沉，病势转恶，人体中易燥邪伤肺、伤脾，出现秋季泻痢等，肺卫不固，皮毛干燥，咽痛咳嗽，虚汗常出等症状。邪若偏盛，湿热在表易患疮毒，痰湿在里多痰饮瘤癖块，痰湿凝重更易致寒湿走窜筋骨痛。秋天浴足，其水宜柔，禁凉忌烫，先凉后温，逐渐加热，微温即可。柔热舒畅，微温浸脚，药性渐入。浸久透药，入肌入骨，润肤活络。若秋天浴足的水太凉，则寒瘀凝聚，经脉酸软无力；秋天浴足之水太烫，则燥火热毒行走皮络，湿热奇痒，内燥热毒。

秋天气凉，大地收获，瓜果五谷丰满，得坚实而内聚，浴足通络，气行则肝润，血行则脾健。

足浴之道在于，人体顺应秋收之时，借秋季之聚，外固皮毛，内通脾胃，肠毒尽泻。足浴宜捏拿舒筋，外强皮肌，内养脏腑，秋安全凭肺润肝疏，大肠膀胱通利。

“冬天洗脚，丹田温灼”：冬天主收藏，人体中易“寒凝”，四肢冷痛，寒凉肤冷，关节寒痹而痛。内脏瘀阻而疼。凡寒凝经络者，关节屈伸困难，阵痛不断；凡寒凝内脏者，脉弱气短，痞块瘀塞，多见中风偏瘫。冬季之时寒性凝滞，其阻则痛，寒为阴邪，易伤阳气。寒主收引，寒凝气收。冬季浴足，其水宜烫，禁凉忌风，药水加热浴足，逐步添热，保持热温。得烫者祛寒祛风，得烫者活血化瘀，得烫者升阳固脱。热烫由肤传经入骨骼内脏，热烫浴足可升阳气，活心血。若冬季浴足之水太凉，则内外寒凉入骨，透经传里，形成寒痹之证。若冬季浴足之时受风邪，则风寒侵

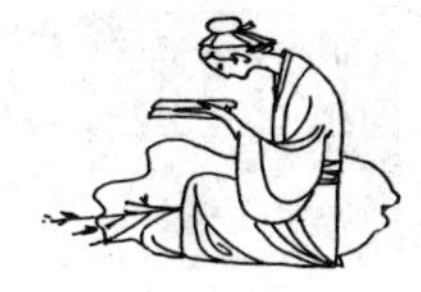

袭，头痛肢凉(图 1－5)。

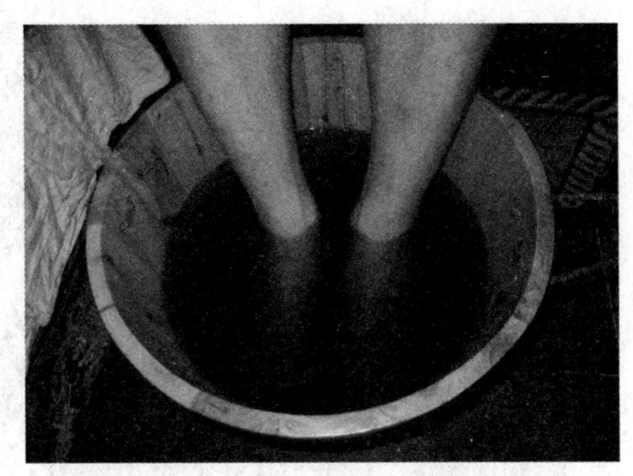

图 1－5　热水泡足

冬季人体肢端易生冻疮，骨骼僵硬，血脉不畅。浴足得温，热入经脉，则气血循行如常。

足浴之道在于人体顺应冬季之变，借冬季能藏能收之力，固肾强精，暖腰烫足，四肢血脉得温，心肾之阳早固。足浴借药性之力、热温之力、推拿足穴之力，助阳固肾，增强人体抗寒能力。

"寒从足下起，百病引上身。"首先寒为冬季主气，故寒邪在冬季易伤人体。从地理看，凡潮湿之地、水湿之地、洞穴之地及现代居住冷凉空调房间太过，易受寒邪伤害。其他季节气候突变或大汗受风或贪凉太过等都易感受寒邪。所谓寒邪，一是温度降低，是大自然界中阴凉、凝滞、收引特性；二是人体自身阳气虚衰，内聚寒邪，冰凉入骨。人体足部与地气相接触，易感受大地之寒气。足心可通达内脏，与肾中元阳相关，肾阳亏虚之人，则寒邪易入。肝脏受损之人，则足下筋脉痉挛，屈伸不利。古人养生看重足心保暖，即常搓足心，温肾固阳，延年多寿。足心得

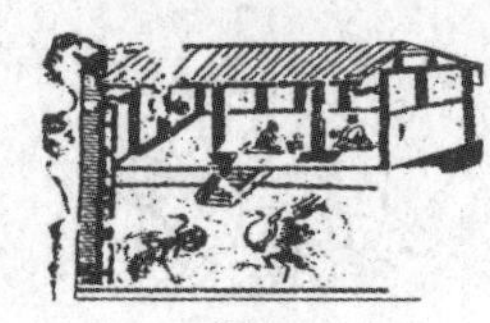

温，四肢有力，气血循行正常（图1－6）。

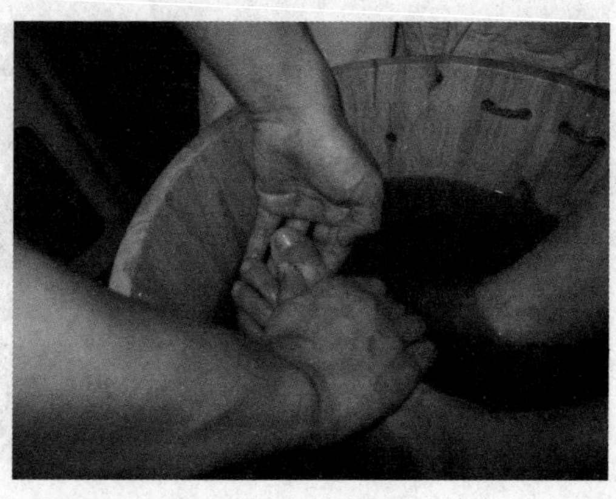

图1－6　热水烫洗双足

人居环境应四季之变，冬春易感风寒，夏秋易受暑湿燥邪侵袭。常有寒邪透筋侵骨，若正逢人体正气虚衰，则关节易受寒邪所伤。

足浴之道在于，人体顺应环境之变，借环境的温暖或寒凉的转换，调节机体偏胜偏衰之阴阳。浴足按摩，从肢体祛寒，从骨骼生热，从内脏得温，达到全身协调，经脉活跃，扶正强身，增强免疫之功效。

三、足浴之理

中药浴足是中医外治法的一种，在民间药浴中，根据各地区、各少数民族的不同习惯及对浴足的理解，有不同的理论。

足浴之理在于调阴阳，根据人体对寒热温凉的基本原理进行运用。中药浴足时，一定温度的药浴对人体肌表和经络、腧穴

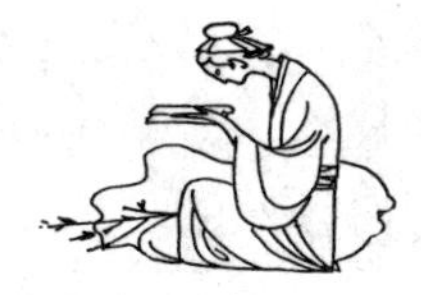

进行温热刺激,和药物水液的渗透刺激,有利于人体的升阳作用,更有利于补虚祛邪,从而达到协调阴阳,扶正祛邪的目的。从中医理论看,一般常见"阴胜则寒,阳胜则热"的临床表现,由于足冷多因寒湿,足热多因燥热。根据阴阳制约失常的病机看,"阴胜则阳病,阳胜则阴病。"阴邪外袭由足传入体内,阴寒内盛皆易损伤肾阳;而阳邪外袭由足传入体内或体表火燥,皆耗伤阴液,易足裂或足燥痒。足部"阴胜则寒"多痉挛,为寒实证;足部"阴胜则阳病"足乏力,为寒实兼阳虚;足部"阳胜则热"足肿胀,为实热证;足部"阳胜则阴病";足关节热痛,痛风游走不定,为实热兼阴亏。

足部的有力与否,也可通过阴阳消长和阴阳转化来判断。凡足部"阴可变为阳"者,是寒极而凉,必生虚热,即足心发热或足心干燥之相;凡足部"阳可变为阴"者,是热极而火,必生虚寒,即足关节冷痛,足骨变形之相。

足浴之理在于根据人体足部经脉分布、气血循环的基本原理疏通络脉。中医经络学说认为,人体双足通过经络系统与全身各脏腑之间密切相连,构成人体足与内脏的气血循行的和谐整体。人体十二正经中有六条经脉分布到足部,即足三阴经之始,足三阳经之终均在足部。这六条经脉同时与手三阴经和手三阳经相联系,循行全身。足部经络,能沟通人体表里上下,联络脏腑器官。人老足先衰,即是经脉与内脏肝肾亏虚的外在表现。足部经脉通行全身气血,濡养筋骨。如果足部关节感应传导迅速,适宜的足部刺激和良好的感传反应,可使足部络脉得气;相反,足部感应传导失常,经脉循行出现病变则表现为足掌麻木、足骨无力、足肌萎缩(图1-7)。

足部经络有经筋和皮络之分,足部经筋,主要是指筋膜、肌腱和肌肉等,其功能是对足掌、足腕、足骨约束,主持运动等作

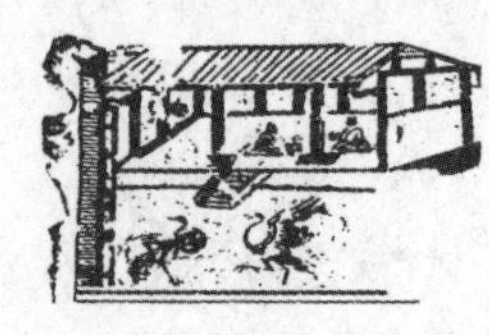

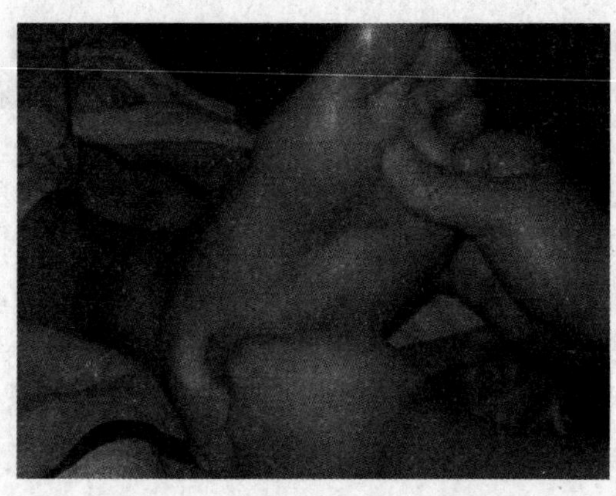

图 1－7　足底穴位的点按捏拿手法

用;足部皮络,主要是指足部表皮肌肤、皮毛皮甲孙络等循环血脉。足部硬、结、痒、湿、毒、疮等均反映在足皮之上。足鸡眼、足皮死结、足癣都因足部皮络外感邪毒,内伤气血经脉所致,或与体内湿热,燥毒下注有关。足部经脉血循行,在正常状况下,应适应外部环境之变化,一旦足部有疾,则在下午足肿乏力或在清晨足部酸软,均可以知为经脉气血循环受阻;而气滞血瘀的患者,足腿多有紫斑、瘀块。足在人体之下,足湿热常有足困足重。足为人体行走之官,从足力看出人的生命力的盛衰,浴足能活血行气,更利健康长寿。

足浴之理还在于渗透的溶药性,根据人体内脏的补泻关系、平衡调节各脏的基本原理来进行相应的保健治疗。足浴主要以药浴为主,根据不同的配方,其足浴的效果也不一样,凡用清热解毒、杀虫灭菌之剂,有利于足部湿毒癣证;凡活血化瘀、追风祛湿之剂,有利于足部风寒痹证,关节疼痛等。另外足部的药浴在一定配方中,还根据不同的药浴时间,达到不同的药浴效果。药浴的溶药和渗透原理,主要是依赖于在温热的效应中,加速药性

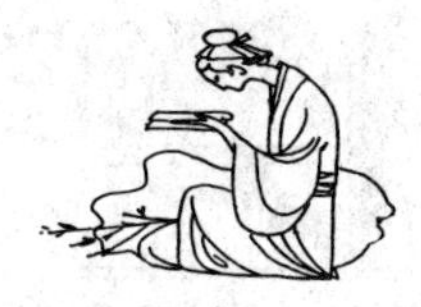

的快速和持久作用。中药外用浴足，在古医名著《医宗金鉴》中有记述，即中药外用"借湿以通窍，干则药气不入。"此窍是皮络之窍、毛孔之窍。人体浴足的效果与药物的渗透度、芳香度有着一定联系，其有效成分通过皮络进入人体内发挥作用(图1－8)。

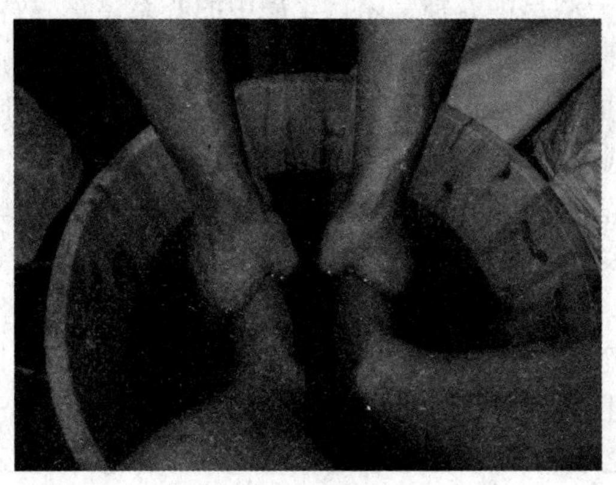

图1－8　药浴捏足

足浴的补泻主要有两个方面，一是药物配方，二是术者的按摩足浴的手法。从药物上看，凡活血化瘀、清热解毒类中药多是泻法为主；而润肤强筋、温阳祛寒类中药，多是补法为主。在按摩足部手法中，点按重掐的刺激多为泻法，而揉拿摩叩的手法多为补法。应根据不同的浴足患者使用不同的手法，凡肾亏乏力，应浴足补其肾气，在药物中以滋润强筋壮骨为主，而推拿手法应以叩打、揉捏为主。肾虚补其足，内湿火重泻其足。高血压患者，浴足应调其下；脾虚胃寒者，浴足应补其虚。

浴足有安神、消除困倦的作用。中医认为，人体易受六淫风寒暑湿燥火侵袭，同时也容易受喜怒忧思悲恐惊七情所制约，人体欲望越大，受七情内伤的危害也就越深。浴足是人体的一种

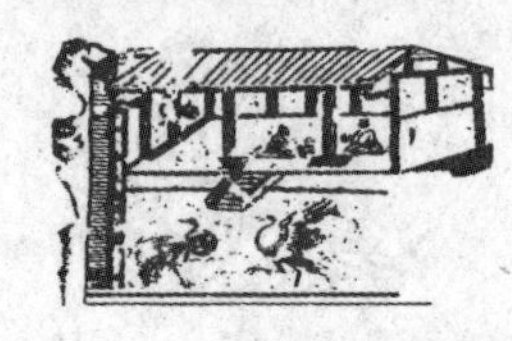

静态休息方法,也是最佳的养心安神调养方式。民间中医认为,人体中“怒伤肝”,浴足以闲止怒;“喜伤心”,浴足以点按调心;“思伤脾”,浴足以静反思;“忧伤肺”,浴足以摩皮润肺平忧;“恐伤肾”,浴足以热烫叩打解恐。浴足能减少心理压力,通窍安神,解疲生力。浴足中养神是闭目宁静中的心系足掌,故浴足“静则神藏,躁则消亡”。静心宁足,全神放松,神闲志怡,心神安康。浴足按摩的穴位,是浴足“静”、“动”合一,养心宁神的和谐统一,即达到体内暂时的调整,心理的瞬间修复,灵志开窍,原阳复苏。心神宜静,动静适度,刚柔相济,养足养心。

足浴之理在于强身健体,根据人体中“肾气易衰,寒气常入,故藏原阳,益肾强筋”的基本原理,中医认为人体“肾气盛则寿延,肾气虚则寿夭。”中老年人健身体,首先应固摄人体肾气,而浴足是固摄肾气的最佳方式。在民间中早就流传“早晚烫脚,如吃补药”之说,而“掌搓足心延年益寿”更是健身的必备方法之一。足部掌心为涌泉之穴,该穴直接与肾、元阳相关。阴窍为肾的外门户,而涌泉掌心是肾的暗通道,如遇寒湿通肾则凉,如遇湿热通肾则火,如遇风邪通肾则逆(图1-9)。

浴足固肾,延年益寿。民间认为浴足“血遇热则行,遇寒则凝。”浴足的健身关键在于:通过中药浴足的温热刺激和药透效应,使人体微出汗,毛孔疏通,腠理开泄,气血通畅,瘀者得疏,滞者得行,寒者得散,湿者得消,热者得解。达到人体舒筋通络,活血化瘀,消肿止痛的作用。浴足的益肾关键在于:通过中药浴足的补肾或固肾之法运用,使人体足部的穴位感传循行正常,避免肾亏脚乏之症,温肾健足乃强腰脊,行足之脉乃通关元之气。足力健,则肾气固;足脉通,则抗衰老,故浴足益寿,古今均盛行。

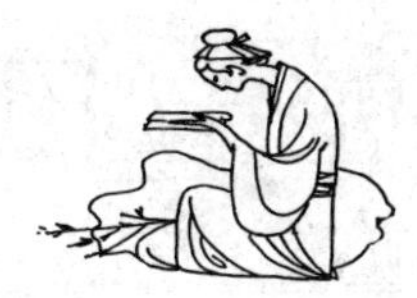

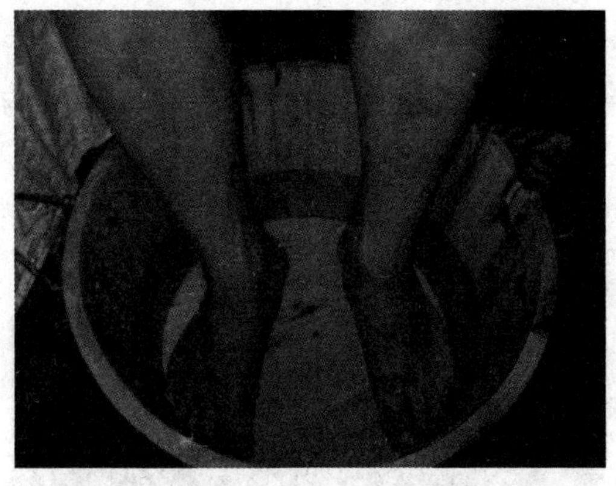

图1-9　双足烫洗温通肾脉

四、足之辨

在古代民间中，在社会上流行一种足疗方法，即修足行业，有修足鸡眼、修足指甲、修整足筋骨等。随着社会发展，拥有这些特殊技法的老人陆续去世，而传承人也未能继承。人体足部的疾病，从单科足疗看，分为几大类，从骨筋脉络到内脏疾病的反映，上至头部，内连心肾，外通经脉。人越老或人病变越复杂，与足部的相关就更紧密，所以，足部辨证在民间中浴足的运用也就十分重要。

（一）足肤辨

人体的足部从皮肤上可以辨别其疾病，肤热、肤寒、肤痒、肤痛、肤癣、肤疹、肤疮、肤裂、肤肿、肤瘘等主要与肺胃相关或脾胃气血升华不荣相连。

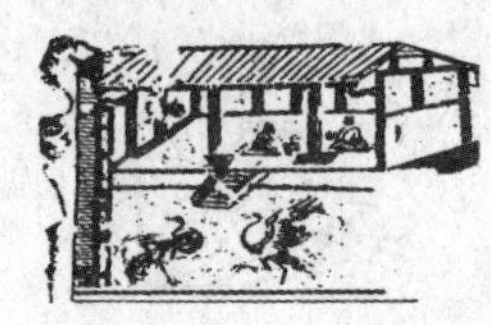

1. 肤热与肤寒

足部的肤热而烫,与红肿扭伤相关;肤热而汗,与内脏的潮热相连;足部的肤热而燥,与下肢热毒相通;足部的肤寒而凉,与寒邪入肌相关;足部的肤寒而麻木,与骨骼的风寒湿痹相连;足部的肤寒而痉挛,与风寒入筋相通(图1-10)。

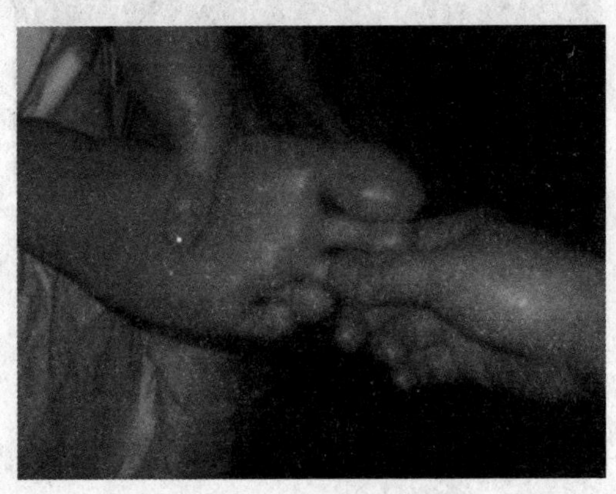

图1-10 掐捏足指经筋

2. 肤痒与肤痛

足部的肤痒在足丫,与人体湿毒相关;足部的肤痒在足心,与人体下焦湿热相连;足部的肤痒在足背,与人体的血热相通;足部肤痛剧烈,与人体风火之毒相关;足部肤痛在关节点,与人体痛风游走风湿相连;足部肤痛不断,与人体经脉瘀阻相通。

3. 肤癣与肤疹

足部肤癣而硬,与人体肝肾经脉下注燥火之毒相关;足部肤癣偶发,与人体感受外邪传播相连;足部肤癣常在,与人体足鞋不适和湿毒下注相通;足部肤疹起泡奇痒,与人体下焦湿热太

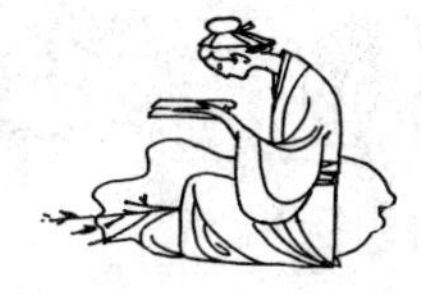

过、环境湿毒太盛相关；足部肤疹红斑而痛，与感受外邪火热之毒、蛇虫咬伤相连；足部肤疹时隐时现，与下肢足三阴经脉感受内热相关。

4. 肤疮与肤裂

足部肤疮初起，与人体下焦热毒和外界邪毒相关；足部肤疮溃烂，与人体正气亏虚感受外界火热之毒相连；足部肤疮久患不愈，与人体内虚证和寒瘀经脉、湿毒侵袭相关；足部肤裂而燥，与人体肺胃伤津阴虚相关；足部肤裂流黄水，与人体肝肾亏虚、燥毒相连；足部肤裂流血，与人体津液大伤、阳毒太盛相关。

5. 肤肿与肤痿

足部肤肿连腿，与肾亏膀胱湿毒相关；足部肤肿而红，与足部扭伤或无名肿毒、寒邪冻疮相连；足部肤肿而胀，与人体内实邪壅盛相关；足部肤痿初起，与人体、肾亏虚衰相关；足部肤痿无力，与人体中风经络寒阻相连；足部肤痿持久，与人体痹证、肾中元阴元阳虚损相关。

(二)足穴辨

足掌上的反射点，历来是按摩师经验总结的疾病反射点，从民间足浴疗法的实践中看，人体足掌的每一个按摩穴的隐痛结节或足掌肌肉空洞感，都应是人体内脏疾病在足部的表露，通过术者的手感诊断和手指按压掐揉，从而诊断疾病到辨证治疗疾病。

1. 足趾穴与足痛点

足阳明胃经——厉兑穴，足第二趾外侧趾甲角旁约 0.1 寸处。

主治：鼻衄、牙痛、咽喉肿痛、腹胀、发热、多梦、癫狂。

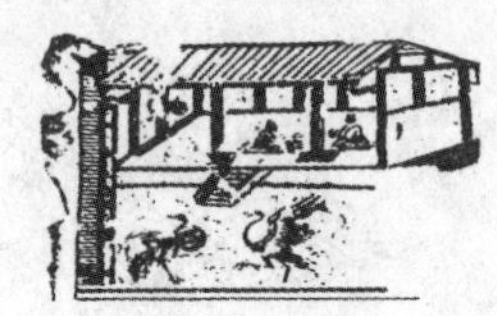

第二趾端足有痛点，多提示人体易出现头部风热头痛或寒湿头痛，血虚头痛等常见症。

足太阴脾经——隐白，足拇趾内侧趾甲角旁约0.1寸处。

主治：腹胀、便血、尿血、月经过多、崩漏、癫狂、多梦、惊风。足拇趾端有痛点，多提示人体前额气血亏虚而痛，血虚生风头昏，游走性风湿头痛。

足太阳膀胱经——至阴穴，足小趾外侧趾甲角旁约0.1寸。

主治：头痛、目痛、鼻塞、鼻衄、胎位不正、难产。

足小趾端有痛点，多提示有偏头痛和面瘫中风、耳鸣、耳聋等常见症。

足少阳胆经——足窍阴，足第四趾外侧趾甲角旁约0.1寸。

主治：头痛、目赤肿痛、耳聋、咽喉肿痛、热病、失眠、胁痛、咳嗽、月经不调。

足第四趾端有痛点，多提示有头顶痛和高血压、头昏、头胀等常见症。

足厥阴肝经——大敦穴，足拇趾外侧趾甲角旁约0.1寸。

主治：疝气、遗尿、经闭、崩漏、阴挺、癫痫。

足拇趾端点外侧有痛点，多提示有脑中风、脑萎缩、脑记忆减退、脑供血不足等。

2. 足掌穴与掌痛点

足少阴肾经——涌泉，足掌前三分之一和后三分之二的连接点，足趾屈曲时呈凹陷处。

主治：头痛、目眩、失眠、咽喉肿痛、失音、便秘、小便不利、小儿惊风、癫狂、昏厥。足掌痛点刺激比较多，一般从辨病的角度分析，凡术者手摸患者掌部有小结块按压有痛感，或术者手摸掌部有指空感而酸胀不适，其相应的足掌部和刺痛点，与内脏各种疾病相关、相连、相通。如足掌心处，与肾亏腰痛相关，刺激该点

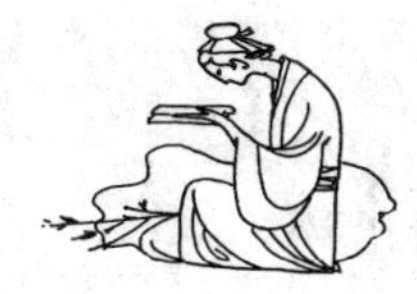

必然有痛点或不适感。足掌痛点的辨证,应有双足掌对比之法,同时点按压点,便可分清刺激点的差异性和痛点的疼痛感。进一步确诊内脏疾病的关系、症状的时间长短关系、轻重的危害转化关系、脏与脏或脏与腑的相生相克关系。

足掌穴与足掌痛点,在民间传统足疗医师中有经外奇穴之说,即足掌痛点或针刺按摩穴点,有“阿是穴”之称和“瘀者不痛,足掌跟痛”之说。足掌痛点,乃全身疾病的反射点、阴阳平衡的交叉点、调理内脏的足穴点和按摩点(图1-11)。

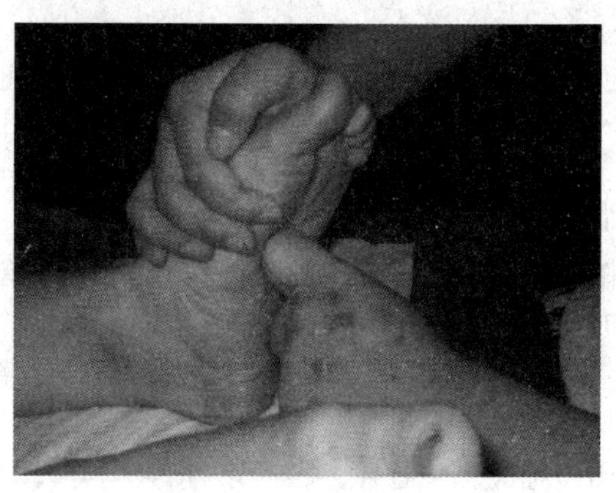

图1-11　屈指项压足掌穴

3. 足跟穴与跟痛点

足太阳膀胱经——仆参穴,外踝足跟赤白肉际处。

主治:下肢痿痹、足跟痛、癫痫。

足跟外侧痛点刺激与人体坐骨神经痛和腰椎痛、膀胱湿毒等常见症相关。足跟外侧刺痛,与骨刺痛和骨质增生相联系。足跟外侧点按压痛或有小结点,可诊断辨别出膀胱热毒和膀胱结石、肾结石、腰肾疾病、妇科疾病等疑难杂症。

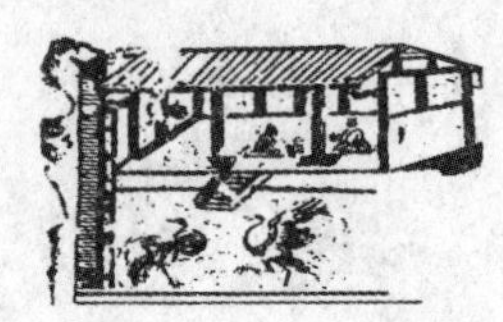

足少阴肾经——然谷穴,内踝足舟骨粗隆下缘凹陷中。

主治:月经不调、带下、遗精、消渴、泄泻、咳血、咽喉肿痛、小便不利、小儿惊风、口噤。

足跟内侧痛点刺激与人体膀胱、前阴、后阴相关。术者用手点按足跟内侧小结点刺痛,可分辨出痔疮和妇科疾病、遗精、阳痿等。

足跟内侧长期习惯性痉挛,与肾亏虚寒之症,膀胱失调相关。

4. 足背穴与足背痛

足阳明胃经——内庭、陷谷、冲阳穴,足二三趾间缝纹端凹陷处,足背是穴。

主治:牙痛、咽喉肿痛、胃痛吐酸、泄泻便秘、足背肿痛、下肢痿软、浮肿等。

足少阳胆经——侠溪、地五会、足临泣穴,足背第四五趾间缝纹端,凹陷处等。

主治:头痛、目眩、耳鸣、耳聋、目赤肿痛、胁肋疼痛、乳痈、足背肿痛、月经不调、遗溺等。

足太阳膀胱经——通谷、束骨、京骨、金门等穴。足背第五跖趾关节前缘,赤白肉际凹陷处。

主治:头痛、项强、目眩、鼻衄、癫狂、腰腿痛、外踝痛、小儿惊风等。

足太阴脾经——大都、太白、公孙等穴,足背内侧第一趾关节前缘,赤白肉际处。

主治:腹胀、胃痛、呕吐、泄泻、便秘、热病、痔疮、脚气、痢疾等症。

足厥阴肝经——行间、太冲等穴,足背第一二趾间缝纹端凹陷处。

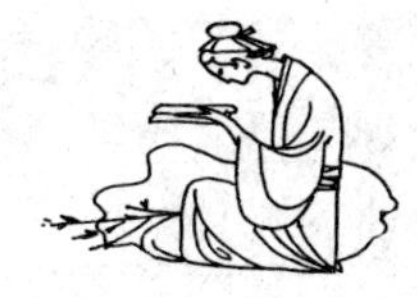

主治:头痛、眩晕、目赤肿痛、胁痛、疝气、小便不利、崩漏、癫痫、月经不调、痛经、中风、小儿惊风、下肢痿痹等。

足背痛主要是足背骨间隙凹陷处,点按刺激痛和足背红点肿痛,辨别其内脏和上、中、下三焦的疾病。一般情况足背痛与内脏实证、损伤瘀痛相关。足背痛有连筋、连骨、连肌的痛点感和经脉传导感,从而分出足背与内脏的疾病深浅和疾病危害转化的关系。

5. 足踝穴与踝痛点

足阳明胃经——解溪穴,足背踝关节横纹的中央,拇长伸肌腱与趾长伸肌腱之间的凹陷中。

主治:头痛、眩晕、癫狂、腹胀、便秘、下肢痿痹。

足少阳胆经——丘墟穴,外踝前下方,趾长伸肌腱外侧凹陷处。

主治:胸胁胀痛、下肢痿痹、疟疾、外踝扭伤等。

足太阳膀胱经——昆仑、申脉穴,二穴分别在外踝高点与跟腱之间凹陷和外踝下缘凹陷处。

主治:头痛、眩晕、项强、鼻衄、癫痫、难产、腰骶疼痛、脚跟肿痛、目赤痛、失眠等。

足太阴脾经——商丘穴,内踝前下方凹陷处。

主治:腹胀、遗精、小便不利、腹痛、踝扭伤等。

足厥阴肝经——中封穴,内踝前1寸,胫骨前肌腱内缘处。

主治:疝气、遗精、小便不利、腹痛、踝扭伤等。

足少阴肾经——太溪、大钟、水泉、照海等穴。内踝高点与跟腱之间凹陷下缘凹陷处。

主治:月经不调、遗精、阳痿、尿频、便秘、消渴、咳血、气喘、咽喉肿痛、齿痛、腰痛、失眠、耳聋、耳鸣、足跟痛、癫痫等。

踝痛点的临床诊断及辨证,主要有内踝、外踝的点按隐痛点

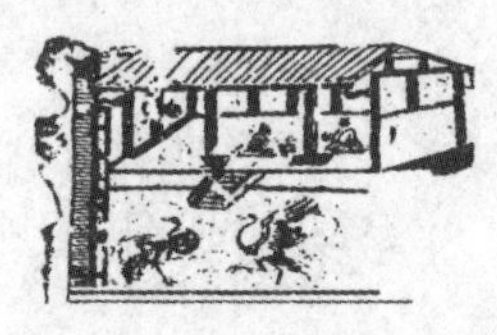

和踝关节凹陷处及骨关节变异处的痛点刺激。分辨出脏与脏的疾病发展和转化，腑与腑的逆转反克关系均可在踝未扭伤的状况下，出现踝关节穴位外的刺痛点和酸胀麻木点，可供临床辨证参考（图1－12）。

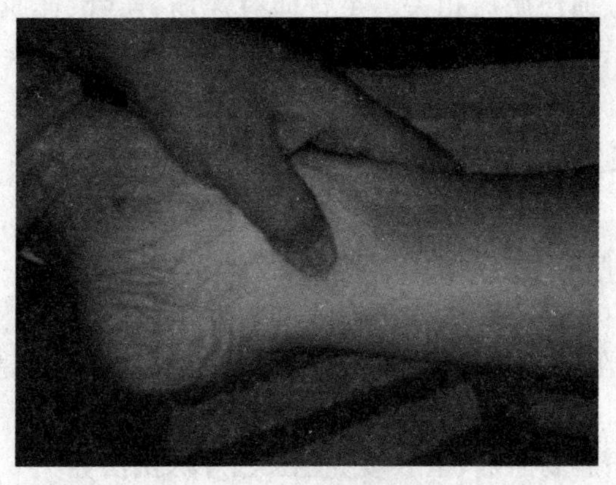

图1－12　点按踝部刺痛点

（三）足病辨

人体的足部病变，无论从足形、足肌、足骨、足甲等外在形式看，还是从足内与气血循环、内脏的实质性判断，都与足部的病状及不同的足部反应直接相关，所以，一个人的足部有病，多数患者是直接呈现出来。

1. 望足形与摸凉热

扁平足者，易产生头、颈、肩、风寒疾病。手摸足部寒凉入骨，则风寒入里为痹证。足部肿胀，多系肾脏和膀胱失调。手摸肿胀凹陷不起为脾虚水肿，手摸肿胀热烫为热证。足扁平兼皮肤失养者，常伴有脊椎病，手摸足肤麻木易风湿入骨。足形畸

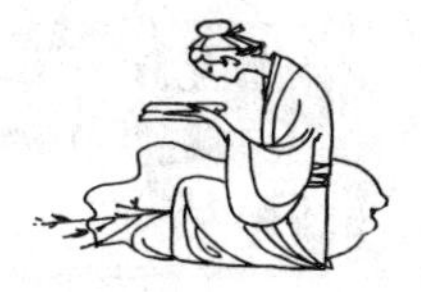

痿,易中风偏瘫,手摸骨骼外露则易筋痿痉挛。足骨变异,则类风湿严重,手摸寒气透骨则久寒必瘀,久痛不愈。

2. 望足背与知酸麻

足背趾根肉感重者,多心情急躁,手拿趾根多酸胀感。足背趾关节水肿,常有盆腔炎或胸痹证,手按趾关节多麻木或疼痛。足踝足背水肿,则多为肾盂肾炎或膀胱功能失调,手压有浮肿之感。足背外翻或内翻,常见于外翻扭伤或内翻扭伤,手按有疼痛感。足背凹陷突隆,常见下焦肾、膀胱结石,手摸有肤痒。足背突然凹陷筋露,常见肝瘀气结、肝硬化、肝癌,手触足背筋骨有热。足背突现血点、瘀斑,常见心脾两虚,头昏等,手按重后即青紫。足背肿结隆起,常见各种肿瘤内聚,手触此结隐痛(图1－13)。

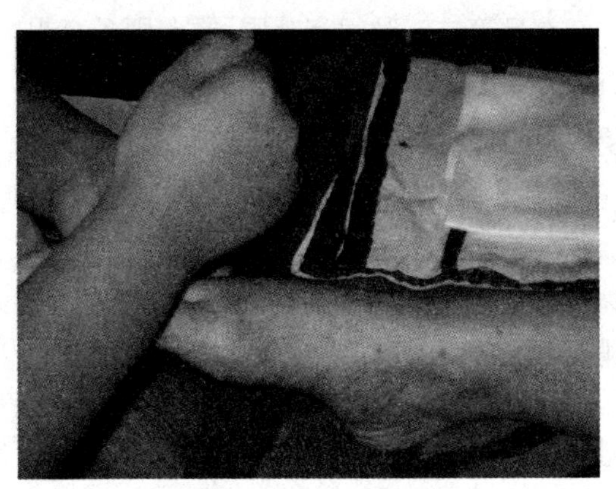

图1－13 手握拳捶叩足背处

3. 望足底与按痛胀

足底内侧骨突畸形,按压足底内侧有痛点,多为男子腰痛,

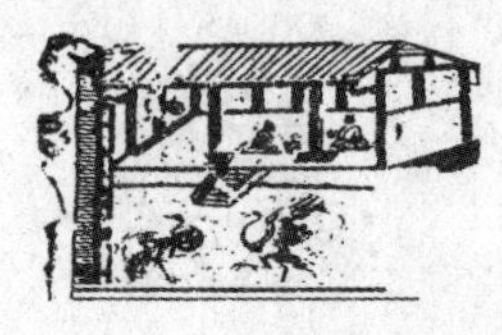

女子妇科疾病。足底内踝紫色斑点，常见女子痛经，子宫瘀血，男子肾亏湿毒。按压足底内踝隐痛，多为腰肾痞块。足底内踝苍白皮松，常见小腹疝气，按压拿揉皮软，则肾亏乏力。无名趾压于小足趾，常见耳部疾病。点按无名趾根有痛点，则多有颈椎不适。足底拇指外侧突凸，常见肝胆疾病。点按足拇趾根有痛胀，则多有颈椎增生。点按足拇指痛点刺激，则多有头昏头痛。

4. 望足趾与掐隐痛

足拇指暗红或色紫，体内常见气滞血瘀。点掐足拇指端隐痛，多有头痛、鼻炎等。足拇指肿胀，多为中风先兆。拿捏拇指出现青紫点，则易发生脑出血或脑供血不足。足拇指外翻，多有颈椎病。按足拇指内侧呈痛点，易鼻塞肺热。足拇指外侧肤肿，易偏头痛、前额痛。拿掐大拇指后放手，看拇指底苍白，则多为贫血、气虚。右足第二三趾间有鸡眼硬结，则多有视力减弱。拿捏第四趾苍白水肿，则易患高血压或头部疾病。

5. 望趾甲与看络色

足趾甲表面有纵沟、不平、薄软等，易脾胃虚弱等。足趾甲青紫，为血瘀、经络受阻、痛证。足趾甲透裂，直贯甲顶，人体易患中风偏瘫，足趾甲苍白失色，则气血亏虚者多。足趾甲嵌甲，则多伴失眠多梦、神经衰弱。足趾甲有白斑或红白相间斑点，则易患虫疾。足趾甲有一条或数条纵行丝线，则多有内脏阴阳失调，女子痛经或月经紊乱。足趾甲干枯色败，则多有脾肾阳虚，神疲乏力(图1－14)。

(四)足技辨

足浴按摩的技法，在实践中十分重要，技法的好坏和评价标准，是根据被按摩者的轻松感和舒适度来确定的，有经验的足疗

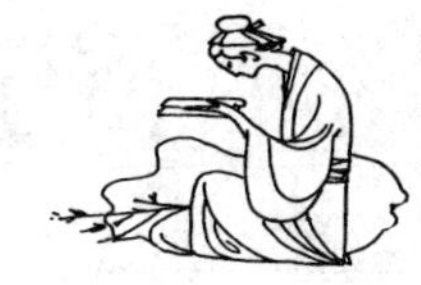

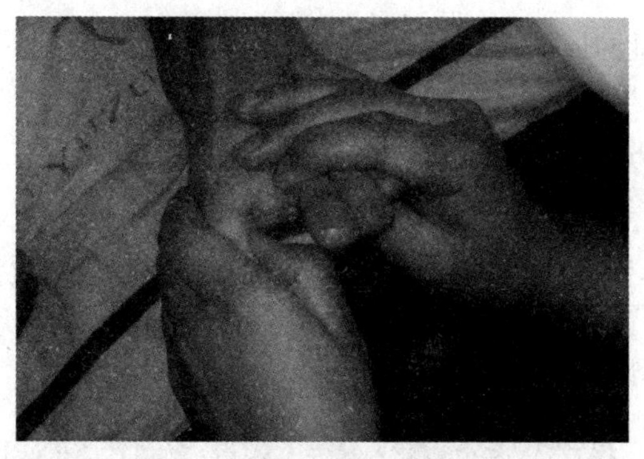

图 1－14　掐足拇指检查疾病痛点

师会用熟练的技法来达到最佳的保健理疗效果。

1. 先后之辨

足疗按摩有先后之辨别。常规浴足以足趾、足掌、足跟、足背、足腕的程序进行。实践中可以根据不同的个体差异和病变状况，调整浴足的先后程序，以足腕为先，则适用于足有寒痹之症；以足掌为先，则适用于虚弱之症。

2. 快慢之辨

足疗按摩师手法技巧的快慢得当，可以使人产生舒适感，既能让人放松享受，又能达到治疗目的。如果整套手法配合，以快为主，则多为泻法；如果整套手法配合，以揉、慢为主，则多为补法；如果整套手法快慢结合，则为平补平泻。在基本技法中，快——主要是拍打、摩擦、快揉捏、摇抖等。慢——主要是点、按、压、掐、拿等。不同的浴足师手法大致相同，其核心就是浴足手法的快慢，若选择不当，就会导致效果不佳。

3. 深浅之辨

足浴手法的深浅，关键在于对人体经络、骨骼经筋的认知程

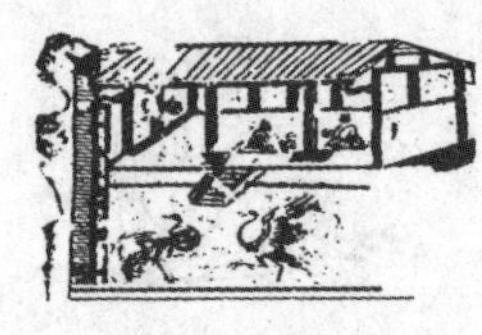

度，足掌趾间应深掐和弹拨到位而不伤骨。足趾端应重掐，有痛感而不传里。

4. 力度之辨

同样的手法，因力度的不同，则效果全然不一样。按摩师或浴疗师的手法、力度应分为三级或五级。比如点按之法，轻力—重力—加重力为三级力度，而五级力度是轻力—稳力—重力—持续力—加重力（图1－15）。

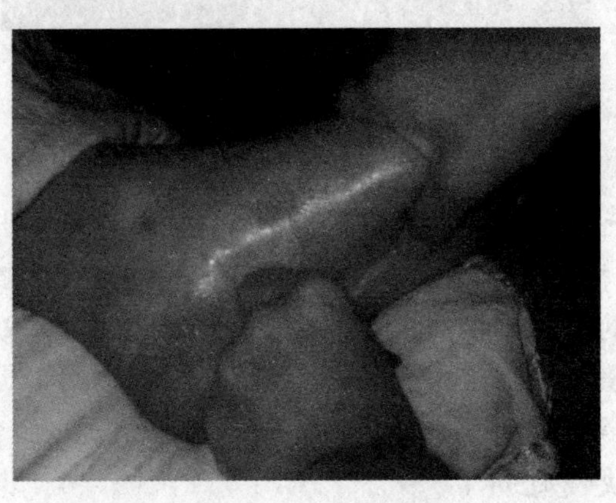

图1－15　屈指顶足掌痛点

5. 刚柔之辨

在实践中，对于虚证者，应三分刚七分柔；而实证者，或需解除疲劳者，则三分柔七分刚。从辨证的手法角度看，前者以柔补虚，后者以刚解乏。所以说足疗手法的刚柔相济，合理使用，可以达到最佳的放松和理疗目的。“刚”要用在点掐穴或解疲乏经脉线上，“柔”要用在足部和整体的足浴治疗中。

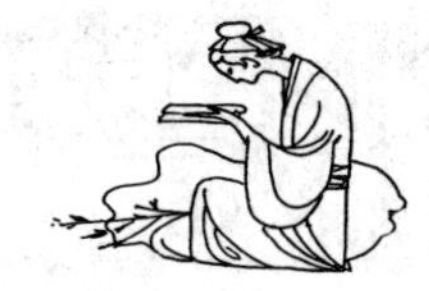

(五)足方辨

足浴的药方在民间有无数,从数千年的足浴配方看,主要有几大类,分别是解毒杀虫、清热排毒、润肤强骨、降压解疲、追风活血等。在民间足浴中,往往用新鲜草本或食药共用的植物入药。其实践效果好,简、验、便,有利于家庭运用。

1. 解毒杀虫方

解毒杀虫药方主要用于治疗足癣、足湿疹、足疮毒、足鸡眼等疾病。基本辨证处方是:苦参、鸦胆子、明矾、蜀椒、桑根、冰片、滑石等。足浴解毒杀虫药方,外用熏洗而长期浸泡,易掉皮脱癣,止痒软结。根据不同的足疾症状,也可辨证加减药物配方。使用时应注意解毒太过足肤易燥,杀虫太猛足伤难愈,或足肤粗裂等。

2. 清热排毒方

清热排毒药方主要用于治疗足部湿热、湿毒、足肿、足心潮热等疾病。基本辨证处方是:白鲜皮、生地、夏枯草、黄连、金银花、半枝莲等。足浴清热排毒药方外用浴足,能清退足部络脉湿毒,排除足部经脉瘀阻,消肿通脉,降逆行气。实践中根据不同人的足部热证、实证、虚火之证,适度地辨证调节清热排毒药方。清热太过,易使寒湿、寒邪入里;排毒太猛,易使足部络脉枯萎,精气流失。

3. 润肤强骨方

润肤强骨方主要用于治疗足无力、足痿痹、足瘫、足损、足骨痛等疾病。基本辨证处方是:干姜、补骨脂、淫羊藿、党参、吴茱萸、五倍子、金樱子等。足浴润肤强骨药方外用浴足,有络脉通畅、骨骼健壮作用。实践中根据不同人的足部骨损、骨虚、骨软

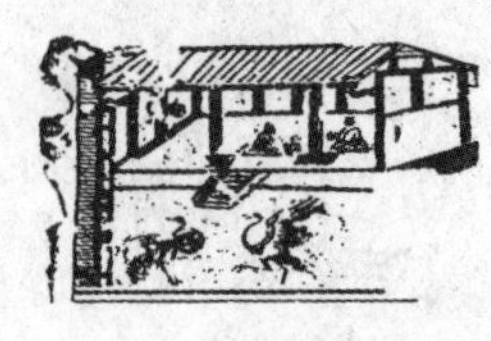

辨证调节健骨、强骨外用浴足之方。润肤配方太差,则足肤渗透效果不佳;强骨药方配伍失衡,则足力难升,足骨难解。

4. 降压解疲方

降压解疲方主要用于治疗高血压、糖尿病、高脂血症、头痛、头昏等。基本辨证处方是:佩兰、夏枯草、石菖蒲、络石藤、桑枝、醋、山楂等。足浴降压解疲药方外用浴足能调节人体气血,平衡阴阳,避寒降逆。实践中根据不同症状,辨证地调配药方,降压之药水温适度,药透可利湿除燥。解疲之药活血通络最佳。足养气血,恢复健康(图 1-16)。

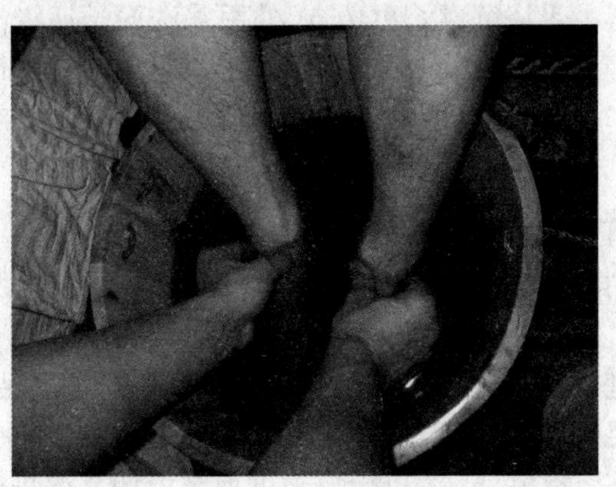

图 1-16　中药液浸泡浴足

5. 追风活血方

追风活血药方主要用于治疗足扭伤、足风湿、足寒痹、足骨折、足痛等。基本辨证处方是:川乌、川椒、艾叶、侧柏叶、川芎、冰片、络石藤、苍术、海风藤、老鹳草等。足浴追风活血配方外用浴足有活血化瘀、祛风散寒、温通筋骨、散结消肿等作用。实践

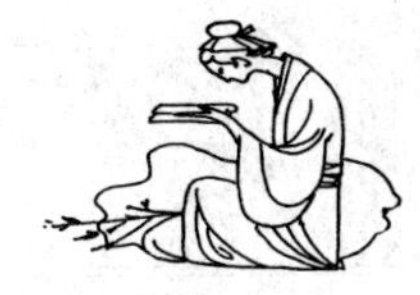

中根据人体不同的疾病，调整不同的药物配方。追风与解表合用，有利于追风祛湿；活血与凉血兼用，有利于骨痹顽结消除；通络与祛寒相配，有利于活血化瘀。

五、足之灵

民间中有人说“足浴自古就是一种休闲的方式”。江南扬州浴足、修足、捏足是一个行业，到如今全国上下，城乡各处，浴足形成一个保健产业。无论是有病无病，无论男女老少，只要想放松筋骨、解除疲乏，首选浴足。浴足在表按穴捏筋，能治百病，浴足在里休闲放松，让人安神宁志，调养神态，蓄藏肾精，有利于心身康复。

（一）足浴养神

人的疲劳，有心劳和体劳之分，其体劳者重在休闲和调养，而心劳者重在解忧和感悟。心累、心劳、心烦均有平素养神不够，神失健忘，气短胸闷之症。足浴养神，重在休闲、宁静、少思之上，让疲乏神经放松，达到调养目的。

1. 休闲

劳累需要休闲，太动更求入静。过劳使人疲倦，浴足让人轻松。休闲可以随意，浴足环境应当温馨，空间不应太窄，光照不应太亮，声响不应太大。休闲的外部环境与浴足的穴位按摩，应相互协调，在手法上应注意由静态、轻柔入手，逐渐转入调理经脉、调理气血、调理疲乏等浴足技法上。让顾客静下来，而术者动起来，两者之间全靠施术足疗者的手法上的感知感应，到休闲者的感受。

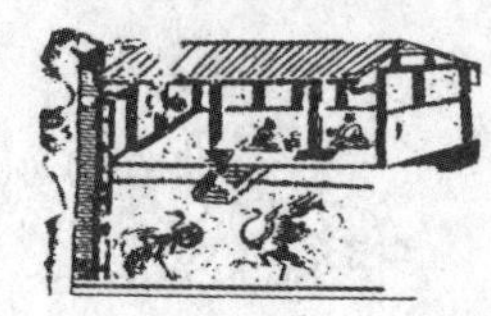

2. 宁静

浴足空间的宁静，可以引导顾客或患者的相对入静，宁静让人思静、让人气平、让人血缓。浴足的按摩技法，点、压、慢按、揉捏，其手法放慢力度常稳，时间受力慢而长，让患者体会静态施术之感。中医少林堂在静态按摩，曾创立太极入静浴足按摩中，即一掌之握，慢力在掌上运用，发力于足背、足趾、足骨，左右握捏，有序移动，静力与患者筋骨相通，达到调理外表筋骨，入气血安神志之效。

3. 少思

凡浴足之人，为其最佳养神，在接受浴足过程中，应闭目养神，少思、少想、少动、少言语，尽可能自我调整心态，与浴足疗法的足掌点按相协调，转移思维，少思烦恼、忧伤之事。足掌放松，足脉调理，在少思中会更加神态自如、思维敏捷。

（二）足浴宁志

在实践生活中人不宁志，则心神疲乏；思维极度烦乱，则心情躁怒；猜疑之心，则伤脑损志。其人的记忆力减退、思维迟缓、面色无华、容颜早衰。

1. 催眠

当人神疲乏力和心烦意乱时，极易产生思维不清晰。在民间医学治疗中，用心肾相交之法，内养气血达到养神，外用浴足催眠之术达到养神宁志作用。足浴按摩师的语音导向和足浴技法的节奏运用，可以直接达到催眠效果。其催眠方法是：语音、语调、语气应轻柔而平缓，尽可能保持在一个语音旋律中，避免音高音低的语言导向。而浴足技法的力度均保持在一定用力范围，以缓慢揉捏为主，避免强刺激和重按穴位（图 1－17）。

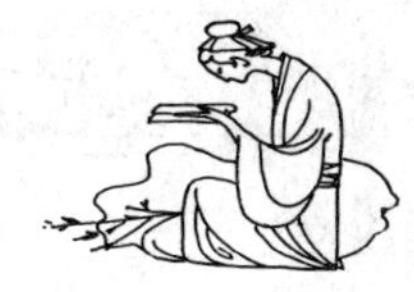

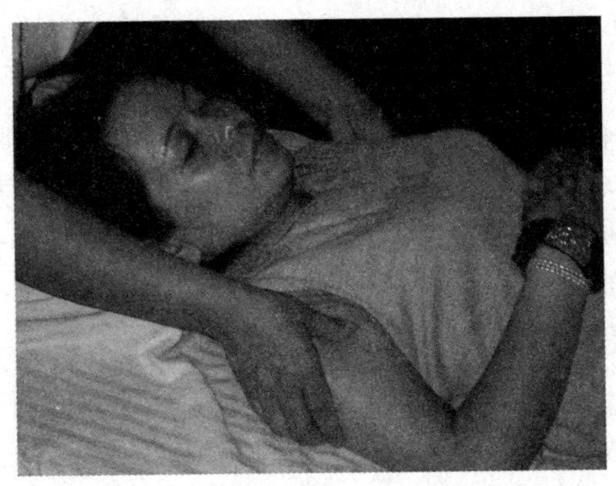

图1－17　浴足者闭目养神，技师手法由重到轻

2. 半睡

当人体极度疲乏时，容易出现迷糊和困倦之感。而浴足疗法，是让人彻底放松，浴足技师应为顾客营造一种使其半睡入静的环境，技师应少语，环境应宁静，手法先快后慢，力度逐渐由重减轻，使顾客处于半睡状态，有利于消除疲劳，有利于心身健康。

3. 沉思

根据不同人的性格及习惯，有人沉默寡言，有人言语不断，无论是何种情形，浴足场所和浴足技师，都应创造和把握让人宁志安神的修养环境，让人在浴足、足疗的经脉穴位调理中，使人头脑放松，处于沉思、深思、再思的状况，切忌受到电视音量过大干扰，或足疗技师的言谈影响。沉思是由宁静到片刻的自省、自闲，静养在沉静中构成。让人在浴足的过程，有静态的思维空间和无限的沉思想象，有利于心神合一。

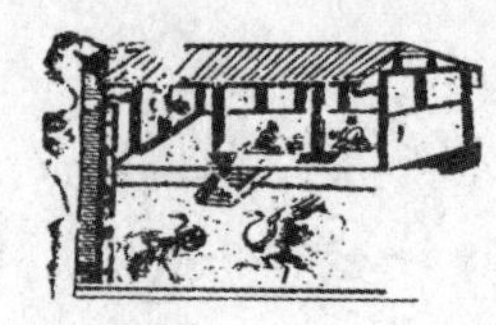

（三）足浴调心

民间有人说“足浴是人心灵的调养所，是气血的加油站。”心与脑的关系，历来在民间是相通的。心静则脑健，心气旺则脑敏捷，心窍通，则脑慧眼开。足浴调心，重在静养、重在心灵沟通、重在心脑调节。

1. 灵开

足浴调心，舒展手臂经脉，心理与生理的双向调节，有利于全面消除疲乏。在足浴前或泡浴过程中，施术手臂心包经和心经，达到开启心灵，缓解心压，解烦散结的效果。浴足前的头部、胸背、手部按摩，可以放松紧张的心情和疲倦的生理。让人们正气复苏，由心气的复苏到心脑血脉循行，则心灵瞬时开窍，胸宽脑清，思维活跃。

2. 灵悟

凡人太疲倦，则人的心灵暗淡、思想消沉、思维迟缓。足浴调心，重在足心，冬季以热烫温足，夏季以按摩之法揉足。使心灵之悟，走出暗淡，由足穴的肾经调理到头部的印堂催眠或开启，让人灵性激活，慧眼明亮，顿悟猛然之间，术者与患者要有协调的配合，方可达到浴足调心的最高境界。

3. 灵升

人一旦疲累太过，从一开始浴足，就处于昏睡或静息状态，随着浴足过程的手法刺激，人脑的供血或供氧经足穴或其他经脉的调养逐渐上升于心脑，其受用者，有思维飘逸之感，有气血升腾之感，有思想幻影之感，瞬间的多念头、瞬间的多灵感不断涌出，处于浴足调心养神的升华和大脑的气血回苏的最佳时机。

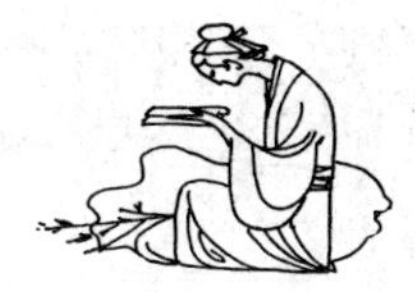

(四)足浴通窍

人的窍穴是特殊器官,它与内脏紧密相连。特别是功能性窍穴,直接与相关脏腑连通,如眼、耳、鼻、口、阴窍分属于肝、肾、肺、心、脾各脏。而人体手心、足心、背心得潮热及寒冷反映,与内脏、内腑的整体变化相关。足浴通窍,在于足掌之穴、足心之点反映窍穴上,穴通则经通,骨刺痛则心脑得以调节。

1. 穴到意到

在足浴点按重要穴或内脏相关刺激点的穴位时,点按穴的酸、胀、痛与患者的意识相连相关。其配合作用是穴到则意到,潜意识的穴感传导和穴感意识逐渐加强。脑意识对穴感的麻木和敏捷,是穴位对心神的直接调养。穴感的重刺、浅刺或穴感的持久、短暂都是以穴调经、以穴通窍、以穴养神的目标。

2. 痛感神感

足浴对足趾和足掌的敏感点刺激,会产生强烈痛感。此痛感猛然出现或循环出现,是痛连心脑血脉的第一反应,痛感可引起神志振奋之感。足掌在足浴中的痛感刺激,既可起到生理性调节作用,又可起到心理性调节作用,特别是对麻痹神经和潜意识低下之症,更能启迪心智,沟通神志。

3. 筋舒络舒

足浴通窍,益肾养神。足浴捏筋、拿筋、揉筋到弹拨筋,由足筋延腿筋,到肩胛筋的梳理舒展,有舒筋活络、宽郁解闷、捏筋散寒、揉筋减痛的作用。筋与络是相互联系、相互影响的关系。心理紧张与筋络痉挛拘急有关。筋舒络舒则心神自然松缓。

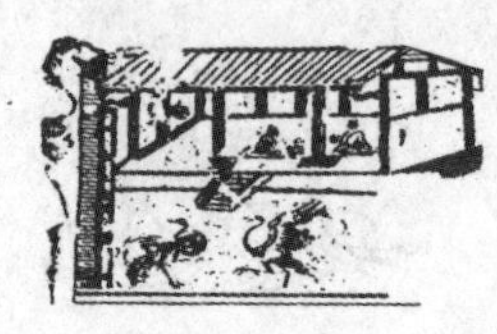

(五)足浴怡情

足浴是一种保健,更是一种生活习惯,也有人说是一种足浴文化。我们认为足浴是一种休闲,让人轻松、怡情自然。轻轻松松的足浴,快快乐乐的休息,宽宽松松的言谈,是一种和谐、一种平衡、一种调节。

1. 情趣

浴足休闲,情趣不断,有利于人与人交流,有利于情志融通,更利于心神调养。情趣在于浴足时的言语,开玩笑、幽默诙谐,是语言技法的运用,趣到关键更生笑,情到休闲是自然。浴足要有宁静的环境,更要有情趣的氛围,这样的休闲才会有深刻的内涵。

2. 情缘

浴足时是人与人之间的交流,也是足浴师的手法、技法服务的交流。民间讲"话不投机半句多",如果一个足浴师的形象和举止言谈让人生厌、让人生恶,则浴足效果会大打折扣,更无法做深层次交流和技法的发挥。情缘是浴足时人与人语言交流的投机、投味与否,决定于浴足情缘的内在联系。人与人有缘,则浴足轻松,心神得养。

3. 情操

浴足时,浴足技师切忌与顾客斗嘴、抢嘴或使用讽刺言语,容易伤害顾客,构成矛盾,在浴足时,一要容忍,二要善解,三要智慧,四要休闲,五要欢笑。

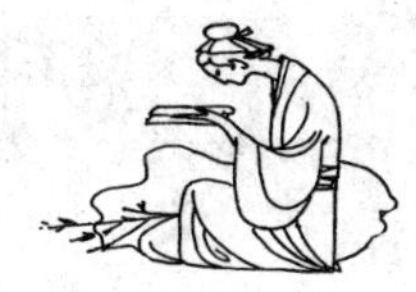

第二章　足脉发挥

一、足之图

（一）足穴图

1. 足太阳膀胱经穴（8穴）

昆仑、仆参、申脉、金门、京骨、束骨、足通骨、至阴。

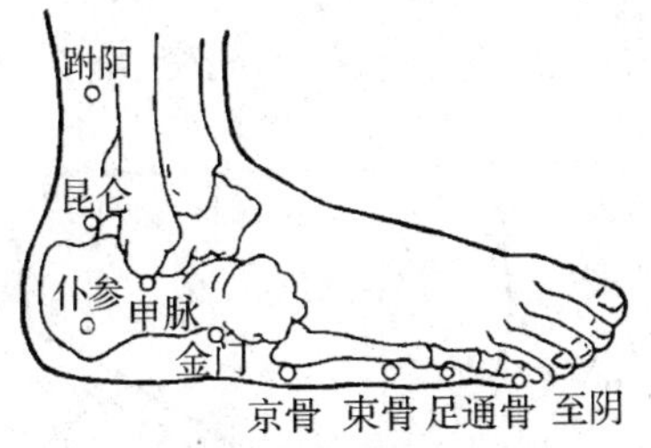

图2－1　足太阳膀胱经足穴图

2. 足阳明胃经（5穴）

解溪、冲阳、陷谷、内庭、厉兑。

3. 足少阳胆经(5 穴)

丘墟、足临泣、地五会、侠溪、足窍阴。

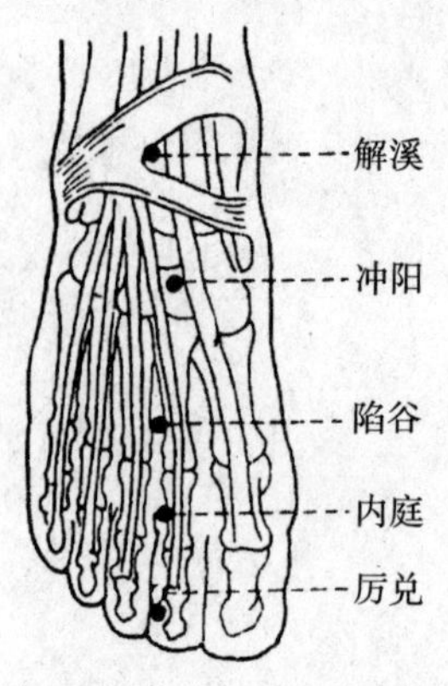

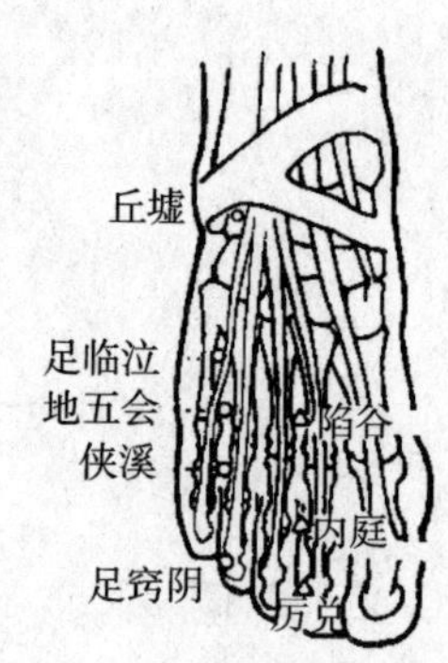

图 2－2　足阳明胃经足穴图　　　　图 2－3　足少阳胆经足穴图

4. 足太阴脾经(9 穴)

隐白、大都、太白、公孙、商丘、三阴交、漏谷、地机、阴陵泉。

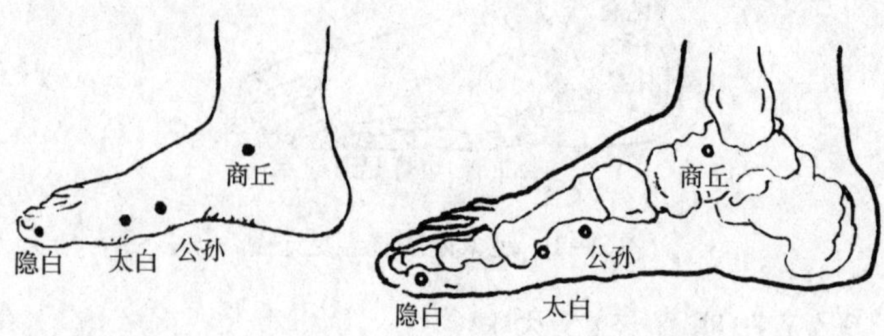

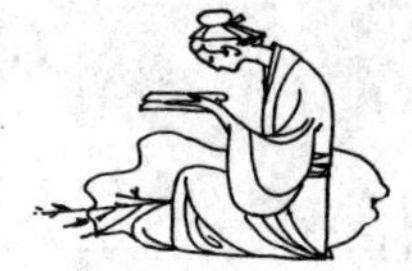

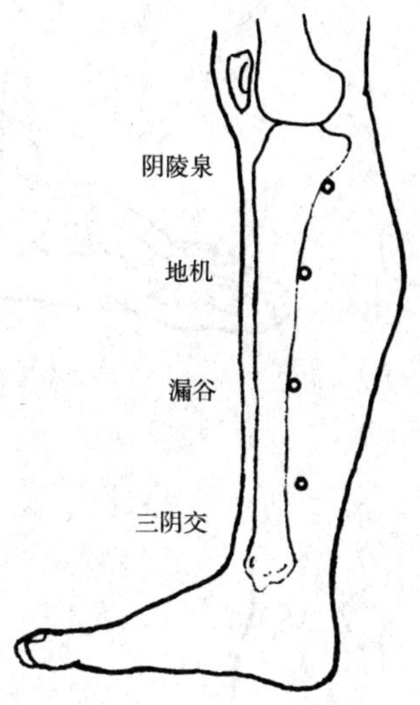

图2-4 足太阴脾经足穴图

5. 足少阴肾经(9穴)

涌泉、然谷、太溪、大钟、水泉、照海、复溜、交信、筑宾。

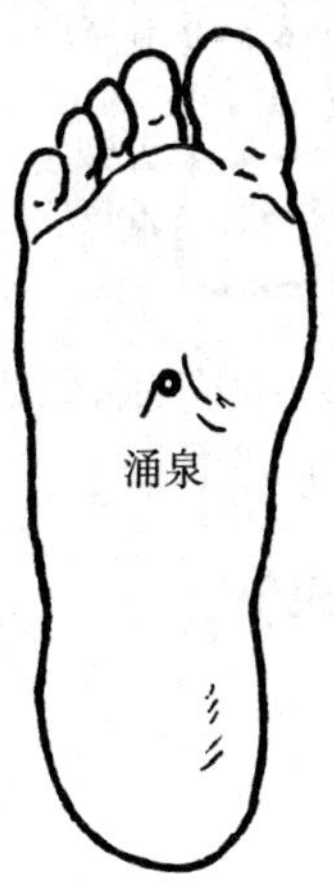

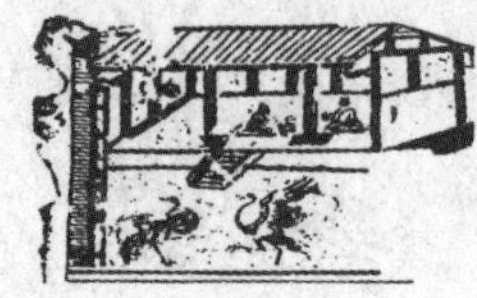

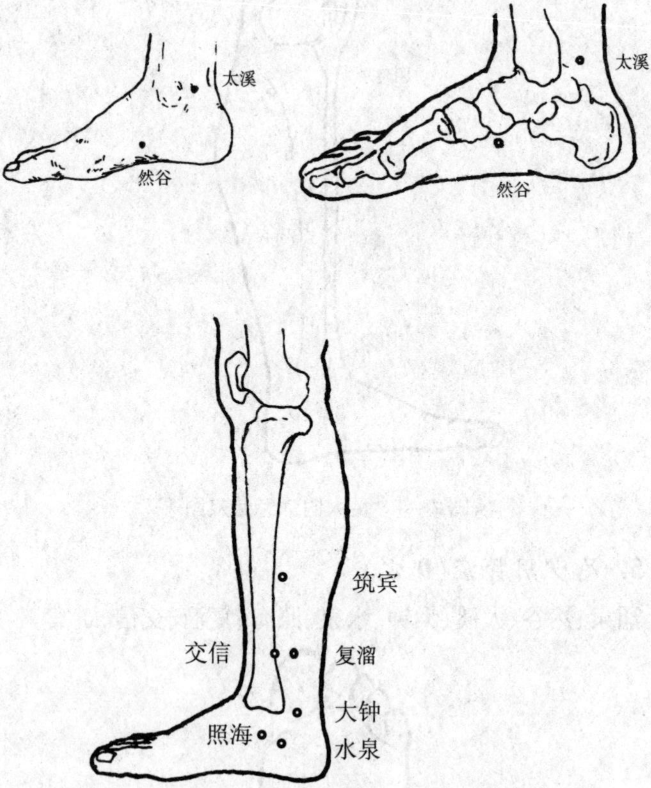

太溪
然谷
太溪
然谷

筑宾
交信
复溜
大钟
照海
水泉

图 2－5　足少阴肾经足穴图

6. 足厥阴肝经(3 穴)

大敦、行间、太冲。

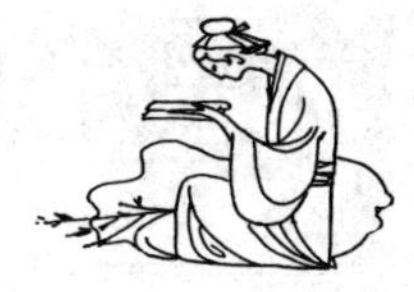

(二)足骨图

人有双足,每足有骨骼 26 块,包括跗骨、跖骨和趾骨三部分。

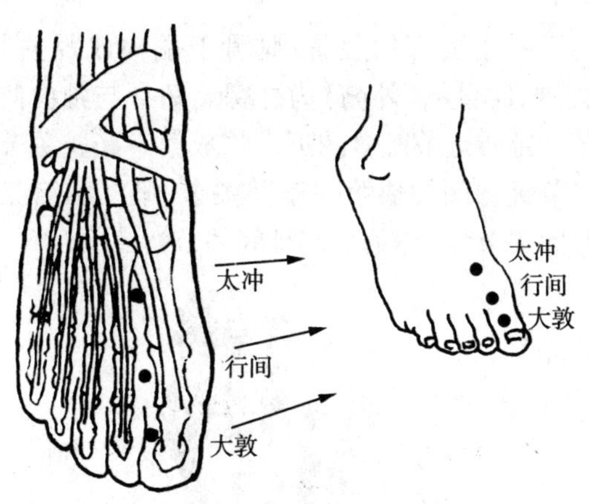

图 2-6 足厥阴肝经足穴图

1. 跗骨

每足有跗骨 7 块,分近侧与远侧两排。足跗骨较粗大且排列紧密。近侧跗骨包括跟骨、距骨和足舟骨。远侧跗骨由内侧向外依次为内侧楔骨(第一楔骨)、中间楔骨(第二楔骨)、外侧楔骨(第三楔骨)和骰骨。

2. 跖骨

每足有跖骨 5 块,由内侧向外侧依次为第 1 ~5 跖骨,构成足掌跖部的前半部。跖骨分近端、远端、足背跖和掌跖面。跖骨分头、体、底 3 部分,第五跖骨底外侧突向后,称为第五跖骨粗隆。

3. 趾骨

每足有趾骨14块,趾骨分近端、远端。拇趾为远节和近节,其余各趾均为远节、中节、近节。

4. 足关节

距骨与下肢小腿部的胫骨、腓骨下端构成踝关节,胫骨侧(内侧)为内踝,腓骨侧(外侧)为外踝。跖骨与趾内侧关节。第一跖骨与第一趾骨近节趾骨的近端构成第一跖趾关节。第一节趾骨和第二节趾骨间构成第一趾间关节,第二和第三节趾骨间构成第一趾间关节(或称远端侧趾间关节)。

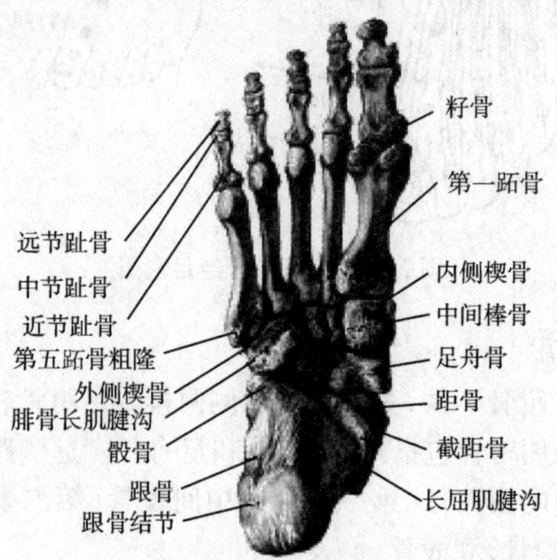

图2-7 足骨图

(三)足筋图

中医认为人体有十二正经,同时也有十二筋经,其足部的筋经分布与人体足三阴、足三阳经脉分布相似,则足部面积和部位

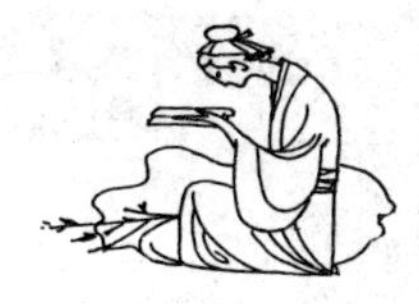

筋经分布要广，而推拿弹拨刺激反应较大。上通腰肾、小腹，下传至足趾尖。

1. 足腕筋经

足阳明筋经走于足外踝处，足太阴筋经走于足内踝处，足太阳筋经走于外踝前端处，足少阴筋经走于足内踝后端处，足少阳筋经走于外踝前端处，足厥阴经筋走于内踝前方处。

2. 足掌筋经

足阳明经筋走于足掌背，足太阴经筋走于足掌内侧，足太阳经筋走于足掌外背处，足少阴经筋走于足掌心处，斜走内踝下方，足少阳经筋走于足掌背处，足厥阴经筋走于足掌背处，向上连内踝。

3. 足趾筋经

足阳明经筋起始于中三趾，即足次趾、中趾及无名趾，足太阴经筋起始于足大趾内侧端，足太阳经筋起始于足小趾，足少阴经筋起始于足小趾下边，足少阳经筋起始于足小趾足次趾端，足厥阴经筋起始于足大趾的上边。

（四）足肌图

按照西医的解剖，人体足部主要有浅层肌和深层肌之分：

1. 浅层肌

主要是跖腱膜（切断）、趾短屈肌、拇展肌、小趾展肌、小趾短屈肌、拇长屈肌腱、骨间趾侧肌、拇短屈肌、蚓状肌。

2. 深层肌

分裂韧带、跖腱膜和趾短屈肌（切断）、拇展肌（切断）、趾方肌、趾长屈肌腱、小趾展肌、拇长屈肌腱、骨间趾侧肌、拇展肌（切

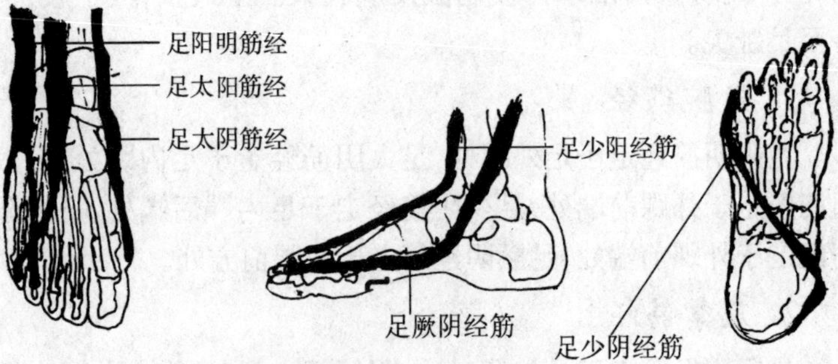

足阳明筋经
足太阳筋经
足太阴筋经
足少阳经筋
足厥阴经筋
足少阴经筋

图2-8　足部筋经图

断)、拇短屈肌、蚓状肌、趾短屈肌腱(切断)。

(五)足反射图

足部反射区在足底部,但有的则分布在足背、足内外两侧和足趾等处。人体脏器在足部的反射区,基本是同侧相对应,即身体右侧的器官,其反射区在右足;身体左侧的器官,其反射区在左足。体内成双成对的脏器,如肾脏、肺脏、输尿管等,在双足均有其反射区。位于身体正中线的组织、器官、脏腑,其反射区在足的内侧,如大脑、小脑、鼻、胃等;而肝、脾、耳等反射区则位于足的外侧。这里还要特别指出的是,头部的一些器官、组织,在足部的反射区却是交叉分布的,如大脑、三叉神经、眼、耳等。

由此说明,人体的脏腑和各个器官,在足部都有各自对应的反射区,而且两者之间存在着一种神奇而又不可分割的内脏联系。当某个器官或脏腑发生病变时,则相应的反射区会发生或轻或重的压痛现象。这种疼痛的感觉可以说明该部气血运行障碍,如果对此反射区进行良性刺激(按摩),能够通过经络使该反

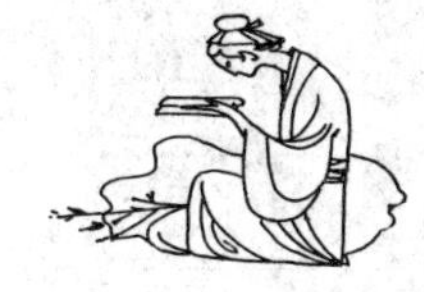

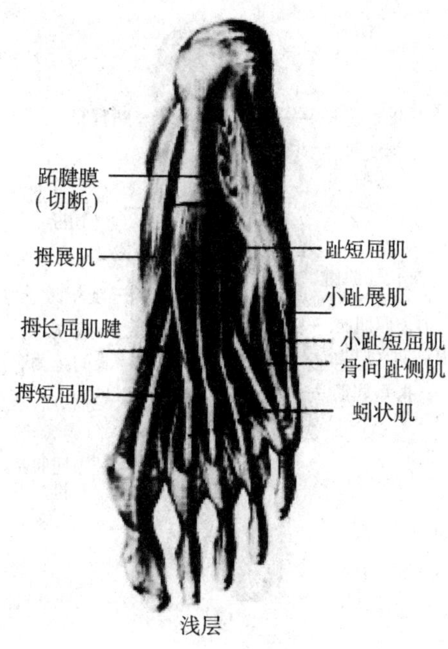

图2－9　足肌浅层图

射区相应器官的气血运行得到改善,从而达到治疗的目的。同时,足部反射区与所分布在足部的经穴、经外奇穴的位置不谋而合,多分布在相应的反射区域内,其主治范围亦多相似。

当双足逐渐并拢,恰似一个屈腿盘坐的人体,体内各脏腑器官在足部都有相应的反射区。足的内侧构成足弓,宛如一条长长的脊椎,分别是颈椎、胸椎、骶骨、尾骨内侧反射区。足的外侧,自上而下分别是肩、肘、膝反射区。足的拇趾腹面是大脑反射区。从鼻开始,至胸椎、腰椎骶骨反射区,是人体中线。一般来说,左侧器官的反射区在左足,右侧器官的反射区在右足。头部器官的反射区在延髓,呈交叉走向,所以颈部以上器官的反射

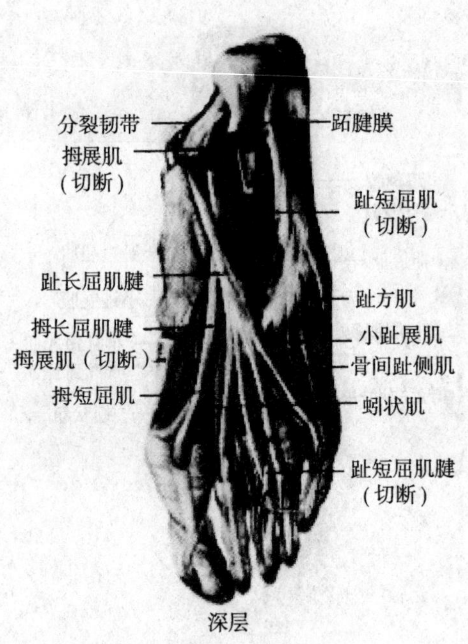

图 2－10　足肌深层图

区，如左侧的眼鼻等器官反射区，分别在右足；反之，如右侧的眼、鼻等器官的反射区，分别在左足。足底前中部是肺、心、脾、胃、肠、胰、肝、胆囊反射区，足跟部是生殖腺、前列腺、膀胱、尿道与阴道、肛门等的反射区。

由此说明足部反射区的排列是有规律可循的，但也不是绝对的、唯一的，各派尚有争议。不过，以上足部反射区排列规律是以生物全息律为依据的，且得到了多数学者认同与肯定。一般认为比较通用的是 62 个反射区，即：①肾上腺；②肾；③输尿管；④膀胱；⑤额窦；⑥脑垂体；⑦小脑及脑干；⑧三叉神经；⑨鼻；⑩大脑（头部）；⑪颈项；⑫颈椎；⑬甲状旁腺；⑭甲状腺；⑮

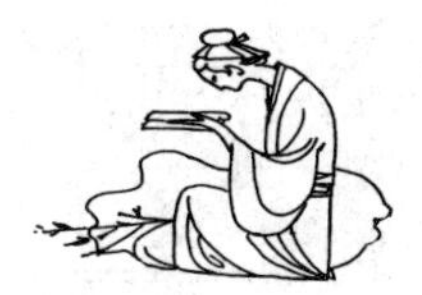

眼;⑯耳;⑰斜方肌;⑱肺及支气管;⑲心;⑳脾;㉑胃;㉒胰;㉓十二指肠;㉔小肠;㉕横结肠;㉖降结肠;㉗乙状结肠及直肠;㉘肛门;㉙肝;㉚胆囊;㉛盲肠(阑尾);㉜回盲瓣;㉝升结肠;㉞腹腔神经丛;㉟生殖腺(睾丸或卵巢);㊱胸椎;㊲腰椎;㊳骶骨;㊴尾骨内侧;㊵前列腺或子宫;㊶尿道及阴道;㊷髋关节;㊸直肠及肛门;㊹腹股沟;㊺坐骨神经;㊻尾骨外侧;㊼下腹部;㊽膝;㊾肘;㊿肩;51肩胛骨;52上颌;53下颌;54扁桃体;55喉与气管及食道;56胸部淋巴结;57内耳迷路;58胸;59膈(横膈膜);60肋骨;61上身淋巴结;62下身淋巴结。

对62个反射区应反复学习与了解,正确掌握每个反射区的准确位置。所谓"烂熟于心"才能"得心应手",操作时自然会运用自如。

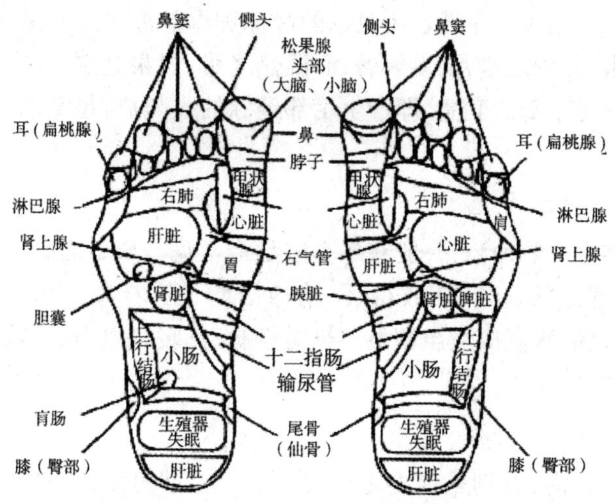

图2-11　脚底反射示意图

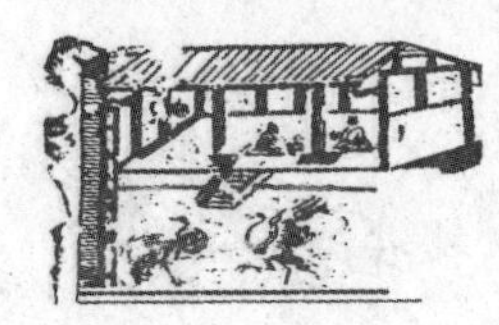

二、足之浴

在民间中，足浴的种类繁多，各种用于浴足的物品，由四季的鲜花、鲜草到重要配方和自然界的矿石、沙泥、温泉等。在不同的社会环境和社会形态上，产生不同的足浴方式，比如历史上由于交通闭塞，人们全靠以足行走，双足的行走功能就显得十分重要，而浴足在民间客栈或不同条件的家庭中为解除疲劳，首选浴足按摩。自古江南扬州浴足、修脚盛名，而巴蜀之地，用浴足祛寒祛湿，也早有记述。

(一) 物理浴

物理浴主要是通过浴足水的冷凉和温热原理进行浴足。冰凉之水、井中之水，消夏解暑；而温热之水、温泉之水，祛寒活血。冷与热对足部的刺激，即产生足部经脉的收与放，足掌的紧与松关系。

1. 热水足浴

将水烧热而浴，一般在冬季浴足最常见。寒冬之时，热温浴足，顿感血脉通窍、四肢得暖、精神倍增。随着春、秋的季节转变，浴足的水温应适当调整。热通经脉、热暖气血、热可祛寒、热可醒神。

2. 冷水足浴

在民间，特别是入夏之时，有人中暑，即可取洞中之水或井下之水，或家中石缸之水浴足，顿觉血脉清凉、头目清悦、暑湿即消。冷浴应注意不要大热过后立即浴足，防止筋痉挛和抽筋。一般浴足应先纳凉，休息后再浴足，然后活动足关节或按摩足

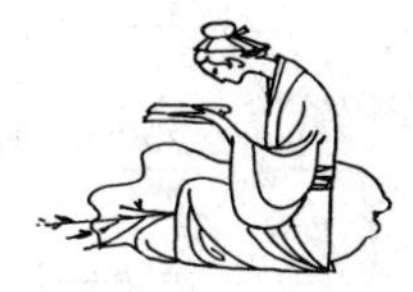

掌。

3. 温泉足浴

用天然的温泉水浴足，由于不同地方的温泉水、地热水的温差不一样和所含矿物质成分不一样在浴足时保健护足功能也不一样。多数温泉含硫黄成分，即可对皮肤病有杀虫止痒效果，对足掌癣证、湿毒之证有治疗作用，更多的地热水含丰富的矿物质和微量元素，对护足养足，活血双足有保健作用（图2-12）。

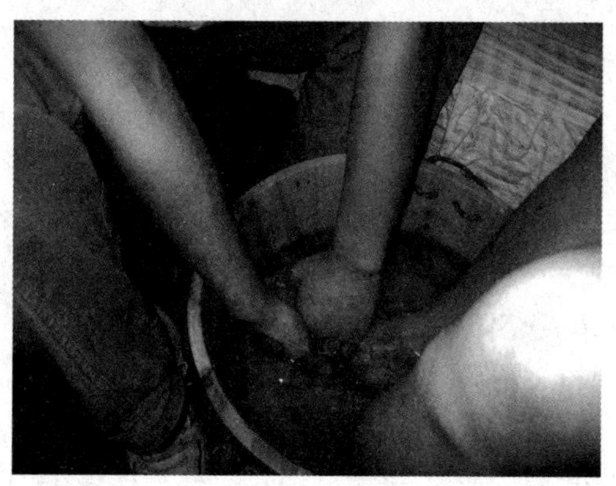

图2-12　温泉浴足按摩

4. 冷热足浴

在民间，根据不同疾病，如寒热往来之症、忽热忽冷，可采用热、冷交替足浴之法。可先冷水浴足，然后热水浴足。根据病况也可先热后冷浴足。冷热兼用足浴，是充分利用冷热对皮肤的作用进行适度的调节，有利于治疗寒热相兼的筋骨疾病，和寒热相兼的重感冒及暑中夹湿之症。

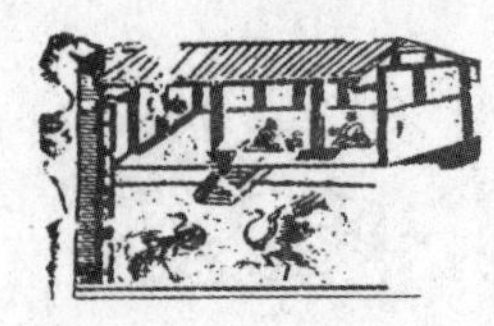

(二)鲜品浴

将自然界中新鲜之品,如花卉、水果、鲜草、蔬菜等根据不同季节采收,然后加工取汁或捣液,直接用于浴足。在获取鲜品时,也应注意保存时间,切忌用腐烂霉变之品。鲜品应重点突出鲜香之味、鲜嫩之时。用鲜品浴足,有利于养足、护足、双足美容的作用。

1. 鲜花足浴

将四季中新鲜花卉之花瓣,放置足浴盆中沐浴。主要有冬季的腊梅,春夏秋各季的玫瑰、菊花、牡丹、芍药、水芙蓉、茉莉花等。鲜花足浴,可以根据不同的鲜花功效,治疗癣、湿、痛、痒之症。鲜花也可将汁放入,多数浴足直接放置花朵,色调润泽,感受舒适。

2. 鲜草足浴

在民间自古就有鲜草足浴的习惯,在端午之时,不但沐浴,还要浴足。特别是一些偏远农村,易患风湿关节痛或足癣、粪毒之证。农村常见将青蒿、老鹳草、筋骨草、石菖蒲、阎王刺、艾叶、薄荷、蒲公英等鲜草煎水后足浴。根据鲜草药不同功效、作用,其治疗方法也各有不同。实践运用中应辨证施药,灵活用方。

3. 水果足浴

近几年的美容美发行业的发展,十分注意水果的运用,在桑拿沐浴中逐渐推广。而水果足浴与养足、护足、健康足疗相关。水果足浴,主要用季节性水果,一般善用水果之皮,如广柑皮、橘皮、西瓜皮、石榴皮等,根据不同的水果功效和作用,在足浴时,辨证用药,对症浴足。

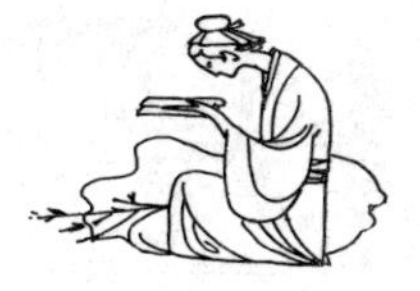

4. 蔬菜足浴

足部干裂和干燥、血热之症，在实践中应采用四季变化的时鲜蔬菜。蔬菜足浴是通过足浴皮肤的滋润调节和足浴的浸泡，使足燥、足热、足干裂得到适度改善。保持正常足部水分，避免干裂，防止毒疮发生。

（三）食品浴

在民间，历来将很多调味食品、粮食品种作为外用浴足的辅料。其种类较多，主要有姜、花椒、盐、醋、米糠油、牛奶、绿豆等。食品的足浴有清热解毒、杀虫止痒、排毒强骨等功效。根据不同的足疾，采用不同食品或混合配伍，有利于综合施术调养。

1. 盐水足浴

盐水外用具有消毒杀菌的作用，民间用盐水足浴有生力健肤、止痒解毒的功效。每次足浴应少量放置盐，一般 2 ~ 5 克即可。足部红肿或足部疮疡溃烂，用盐水外洗，有一定的治疗作用。盐水足浴不宜浸泡时间太长，半小时浸洗即可。

2. 醋水足浴

足跟骨易发生骨刺或骨变形。用醋泡浴，则可以软坚散结、消刺镇痛。民间常用食醋浸洗足浴，对足部癣证、足部湿毒奇痒、无名肿毒有一定作用。醋水足浴，根据病症，浸泡时间可以在 40 分钟以上，浸泡后可用清水沐洗。

3. 牛奶足浴

随着人们生活水平的提高，一部分女性越来越追求时尚，用牛奶或羊奶足浴，历史上是富豪们的一种享受方式，如今也在美容护肤足浴行业中运用。牛奶足浴可以润泽滋养足部皮肤，对于足干裂、干燥有一定的帮助，特别是幼儿足部营养失调，牛奶

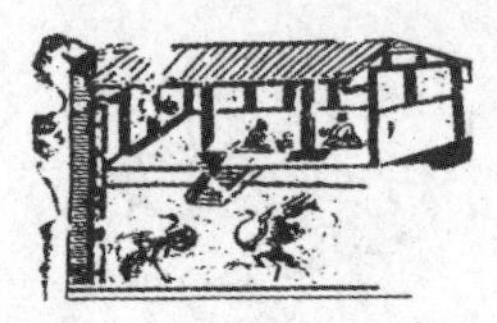

足浴加推拿按摩,有辅助作用。

4. 米糠油足浴

在民间,人们习惯于用米糠油足浴或直接用淘米水足浴,对于减轻人们足部的疲乏和足掌湿气、湿疹、湿痒有直接作用。糠油和淘米水富含丰富的微量元素和营养物质。糠油或淘米水足浴,一般是一次性使用,浸泡时间应稍长些,部分足掌可以边浸泡边拍打揉捏为妙。

(四)功能浴

人体中不同的足部疾病引起不同的症状反映,而足浴配伍的功效作用,因药物的配方不一样,则产生的功能作用不一样。从中药配方来看,有芳香类、止痒类、酒浴活血祛湿类、药物发酵类等。民间利用药物的功能不同,配以恰当的组方,用于足浴,使足浴的疗效得到较大的提高,再配合足浴按摩疗效明显。

1. 芳香足浴

民间足浴,喜用芳香类药物如薄荷、茴香、石菖蒲、樟脑、木香等。而众多的美容院和足疗室则采用芳香精油,按各种香味配制,使用时放入水中1~2滴即可。芳香足浴有利于足掌皮肤经络的渗透,更能激活足部的气血活跃,加快足部的新陈代谢作用。芳香足浴让人安神养志,催眠健康。

2. 止痒足浴

南方之人和潮湿之地,人体足部易生湿气,常常足痒难忍,水泡奇痒,流出黄水。民间常用蜀椒、苦参、苦楝子、百部、冰片、芒硝等杀虫止痒。止痒足浴宜浸泡时间长一些,同时挤出黄水,反复三次足浴,使足掌、足趾脱皮。止痒足浴在配方上,应根据不同的湿邪、湿毒采用不同的组方原则,达到止痒祛湿、杀虫解

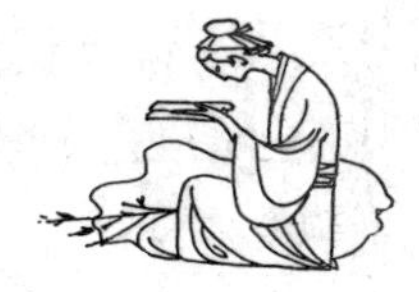

毒功效。

3. 药酒足浴

在民间中将一定配方的药物用白酒浸泡三月以上,然后将药酒倒入少许在足浴盆内,温水稀释后浸泡足掌。其作用功效,主要有活血化瘀,追风除湿,对风湿性足掌痛、足腕痛、足腿痛,长期药酒足浴有利于康复。药酒足浴,可采用先熏后烫,然后拍打足掌、足腿关节,肤红为止。

4. 发酵足浴

在农村,有将药酒糟用来足浴和掩埋足掌,此法祛风湿力强。也有将豆腐加温后,足浴趾掌关节处,对足掌骨痛有效。发酵之物,还有不同的食物药物发酵而成,并构成天然的生物制品,具有生物功能,对于疑难杂症的足疾有治疗作用。

(五)自然浴

在民间,根据不同的民族习惯和足浴的方式不一样,而采取的自然浴足方式也各不相同。有的地区采用泥浴、沙浴,有的地区采用矿石浴、鸟粪浴等。自然浴主要是取其天然的原料进行自然足浴,其效果和功能因不同的取材而作用不一样。

1. 药泥足浴

在民间,有取黑泥足浴和将一定配方的药物与白沙泥混合而用。黑泥含有人体足掌、足骨所需的微量物质。中药配方的药物与白沙泥混合,则药物配方的活血通经作用与白沙泥的润足强骨作用相融,更有利于足疾康复。

2. 粗沙足浴

在民间,用粗沙足浴,有磨砂去死皮作用,另外不同的粗沙,其足浴的功效作用不一样,有的祛寒温经、有的活络通脉、有的

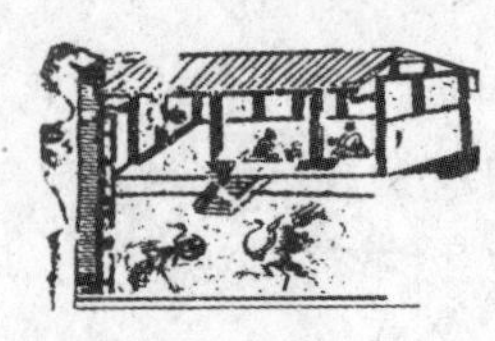

强筋壮骨等。沙粒分为海沙、河沙、青石沙、湖沙等不同种类。在粗沙足浴的具体运用中,可将足用沙埋后,搓捏挤压,反复数次即可。粗沙足浴时间不宜太长,一般在半小时以内。

3. *矿石足浴*

不同的矿石会产生不同的作用,比如含铁的矿石和含石英的矿石,对于人体作用各有不同。在矿石足浴中,一般宜选用滑石、芒硝、硫黄、龙骨、牡蛎、玉石等,矿石足浴可用于足底按摩、足底穴位刺激、足底挤压。让足掌之穴活跃,达到足浴轻身,缓解疲劳的目的。

4. 鸟粪足浴

在我国西北、西南地区,特别是大量候鸟生存之地,流行一种鸟粪足浴之法,不同的鸟粪经过长时期的生物醇化,形成天然的足浴护掌产品。将鸟粪用于足浴,则足掌红润、足上轻松有力。个别农村也有用牛粪足浴,治疗足掌癣证的验方。

三、足之诀

在民间,浴足养身的谚语和顺口溜、歌诀,只在民间医生中流传。民间流传的足疗歌诀、四季浴足歌诀、足部常用按摩歌诀、足疾早知歌诀、足部反射点歌诀等,既通俗易懂,又能实际操作运用。在养身浴足保健中有些歌诀,是众多足疗师的实践总结和历代名医养身的精华。

(一)十养足疗歌诀

一养足部常温暖,千里之行能走远。

二养足部保肾气,搓揉涌泉把寿延。

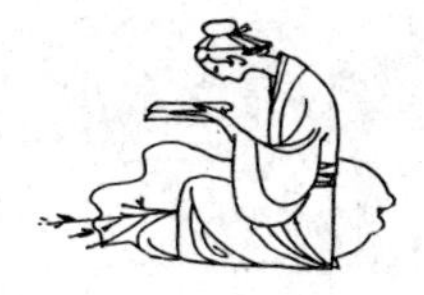

三养足部能调养，足筋足骨多疏理。
四养足部益脾胃，点按三里养休闲。
五养足部常灭菌，真菌顽癣痒止尽。
六养足部保心肺，降压降脂按穴位。
七养足部用推拿，活络理筋固本性。
八养足部护肝脏，疏郁理气解困倦。
九养足部多熏洗，寒痛瘀痹排毒邪。
十养足部求平安，外洗足浴当首选。

（二）足部反射点歌诀

足掌查病不用愁，全身反射掌上有。
失眠头痛寻理由，细看拇趾查源头。
四五趾间探双耳，二三趾缝眼神游。
掌外常因四肢连，内侧尽收腑阴求。
足心连肾跟骨痛，腰椎坐骨通上楼。
前掌胸肺两侧肩，气喘血虚查事由。
神经反射有要点，通调各脏用指头。
相关部位相连病，痛胀酸麻辨病由。

（三）足部按摩常用歌诀

五个趾尖点成线，点掐揉捏做三遍。
趾根前掌疏筋骨，点压捏放掌搓扁。
足掌外侧按一圈，足心顶压呈弧线。
叩打掌跟十二下，拿捏足掌无重言。
力度轻重问一句，按伸足腕划半圈。
如有湿气多捏揉，熟知寒痹重拍叩。
保健浴足是调理，轻重力度应知全。

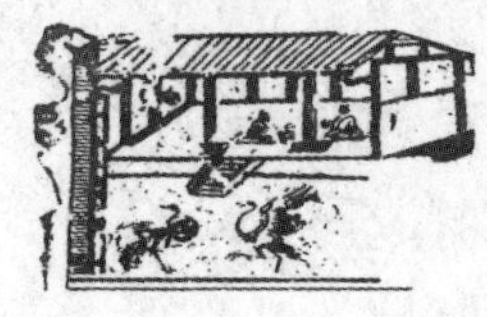

足穴足疗能催眠，养神保健好休闲。

（四）足疾早知歌诀

人老足先衰，内病足知先。
足冷足转筋，寒湿随季变。
足麻足萎缩，中风常偏瘫。
足骨足掌痛，骨虚脊椎间。
足气足趾痒，血热湿毒牵。
足癣足鸡眼，病毒托掌前。
足软足乏力，肾虚多困倦。
足浴能防变，休闲似神仙。

（五）四季浴足歌诀

早晚烫足如吃补药，
妇老虚衰正该浴足。
春季浴足健康布局，
疗足按摩选对区域。
夏季浴足排汗祛毒，
减肥瘦身内寒早除。
秋季浴足疏通痰堵，
活血化瘀掌握适度。
冬季浴足逼寒外出，
散寒温里健康浴足。

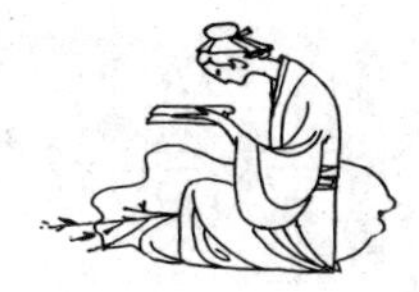

四、足之辅

在民间,浴足与治疗、保健足部,还采用了很多常见的相关辅助治疗方法。这些辅助的方式,从民间医生治病的角度看,是用于治疗为主的,而足浴是辅助治疗。但是在浴足时,适当的选用这些保健治疗,可增加浴足治疗养生范围和人体足疾得到治疗。

(一)足疾与针刺

针刺在足部应用,主要有银针扎取足部穴位,如足三阴、足三阳经脉端点穴位、足部相关诸穴,有利于内脏疾病和风湿、风寒筋骨疾病的调节。三棱针、梅花针点叩针刺足十宣和相关穴位出血,有救逆健身、祛邪治病作用。

足浴配合针刺,既可活血通瘀,更可镇痛排毒。如果从足浴为主的保健按摩看,针刺选穴应单一,针刺力度宜多补少泻。针刺刺激应缓慢以能耐受为主。不应使保健浴足变成治疗浴足,主次分明,休闲镇痛,足疗放松,适度治疗。切忌留针时间太长和刺血量太大,要让顾客达到休闲安逸轻快为目的(图 2－13)。

(二)足疾与贴药

贴药在足浴中的应用,主要有以下几个种类:膏药类,有鸡眼膏、风湿膏、化瘀膏等;敷药类,有外伤敷药、烫伤敷药、蛇虫咬伤敷药、癣疮敷药等。草药捣汁类,有清热解毒药、跌仆损伤药等。在浴足后配贴药,有利于足疾的康复,特别是足扭伤、足瘀肿,在浴足通络活血之后,施行贴药既可加快药效渗透,又可继

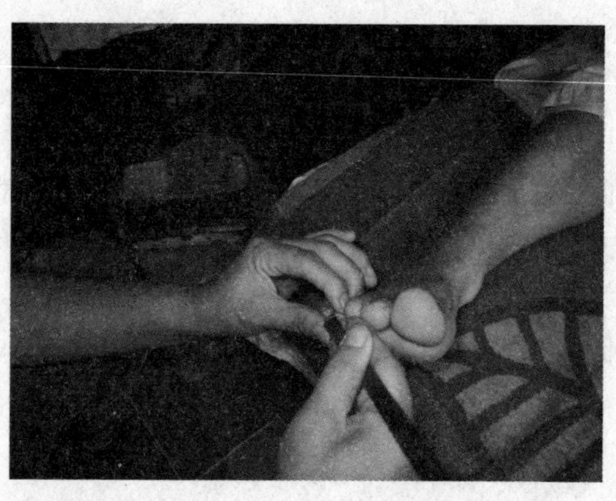

图 2－13　修足趾甲、足鸡眼

续贴敷疗伤。实践中根据不同的疾病，采用不同的贴药方式及贴药配方调制，有全面养足治疗足疾的目的。

足浴配合贴药、洗浴后贴药，可延长足疗的保健效果。贴药的药效，一般在贴后半小时或四小时后，患部方可有明显感觉，不是疼痛减少，就是红肿消散。对于皮肤过敏者，在贴药时应有所了解，一般对胶布过敏者，应尽可能贴敷时间短些。正常贴敷一般在 1～2 天中。

（三）足病与艾灸

艾灸在足浴中的应用，主要是将艾条点燃后，熏灸患处痛点，达到有病治疗，无病康复的目的。艾条的配方主要是以艾叶、石菖蒲、冰片、薄荷等中药原料为主，其功效是有活血化瘀、散寒通络的作用。在民间，特别是老年性疾病足浴后艾灸，有保健康复和延年益寿的作用。古人言“常灸三里穴，长寿更健康。”“温灸涌泉，固肾健骨。”艾灸足部能使人长寿健康。

足浴配合艾灸，在洗浴前或浴足后艾灸，应根据不同的个体

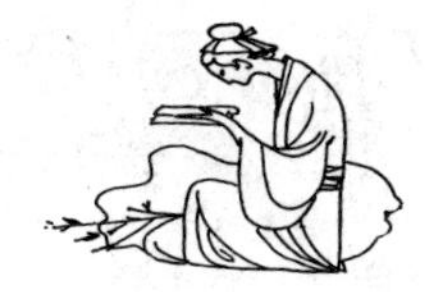

素质变化和疾病的反映，灵活地采用艾灸之术。艾灸足部细分为隔姜灸、隔蒜灸、隔药灸等方式。无论哪一种艾灸足部，都应温和温灸，切忌烫伤和施灸时间太长等，让人有不舒服感。得温者即止，得热者肤感良好。

（四）足痛与火熨

在民间，火熨之术在足部的应用，主要有火烧药酒外擦、隔着毛巾火熨、鸡蛋或药物炒热包扎熨烫等。火熨的热效力和渗透力，同配方药物及火熨按压的掌力相关。火熨术的功效，在民间是以祛寒追风、除湿镇痛，有很强的治疗效果。足痛往往是与风寒入骨、风热侵骨相关。足掌骨的痉挛痛和足趾冷痛，多属寒湿瘀阻。火熨术能热透足掌骨，达到梳理保健的作用。

足浴配合火熨，一般是在足浴后进行专项火熨，一是针对足腕部分，二是针对足掌痛处。对陈旧性损伤和足部中风萎缩之证，火熨有透肌透骨作用，在火熨足部时，应防止烫伤，切忌在外伤出血和疮毒溃烂时火熨（图 2－14）。

（五）足肿与拔罐

拔罐在足浴中的应用较为广泛，特别是在足部扭伤红肿、蚊虫叮咬红肿、蛇毒咬伤红肿时，适应于拔罐配合治疗。拔罐在中风偏瘫的理疗足浴中也有其康复疗养的作用。拔罐在足浴保健中分为火罐、冷罐、水罐三种。火罐是用投火法或闪火法拔罐，冷罐是用穴位吸引器、排气形成负压而吸附足部，水罐是罐中装水和在浴足中拔罐产生真空而成。

足浴配合拔罐，对足肿痛点先浴足，后拔罐是活血化瘀。先拔罐后浴足是镇痛舒筋。拔罐浴足的时间不宜太长。拔罐力度

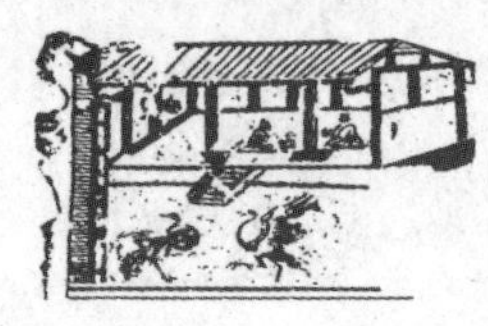

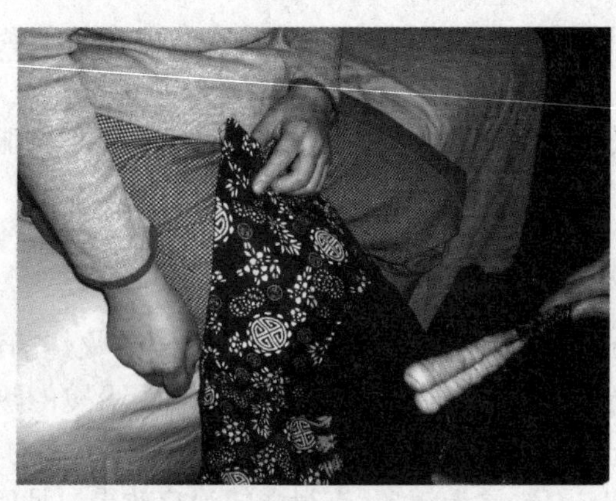

图 2－14　刘氏火熨术热熨膝部

不宜太猛。如果红肿配合针刺出血，拔罐更应该短时快速施术，浴足则应浸泡，忌水中揉搓。足部按摩点按为主，忌摇、搬、抖、牵之法。

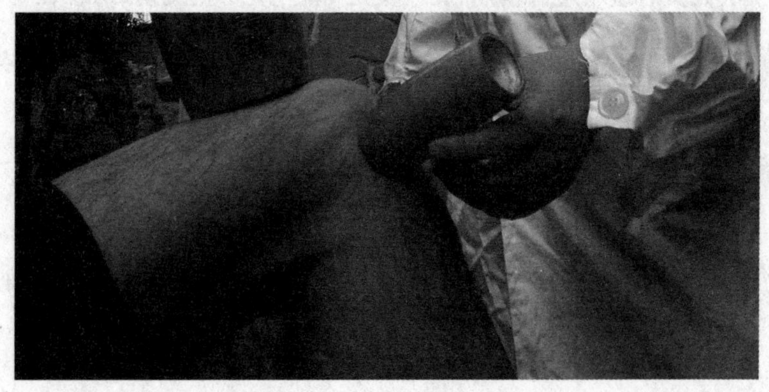

图 2－15　竹罐拔吸膝部

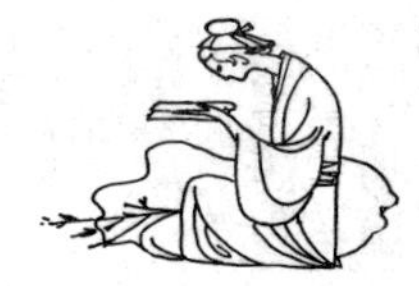

五、足之功

自古民间就有形容某人足上功夫好,为"日行千里,夜飞八百";"水面轻盈,飘浮而过。"在中国武术里讲"腿上功夫好,全靠在足掌";"力法用劲,贯于足掌";"暴发之力,聚于足心";"足大桩更稳,足趾似树根"。这些民间谚语,是数千年人们对足掌的客观认知,是足掌功能通过适当的自我练习或保养,达到最佳的用力或行走的效果。疏理足掌之功法,也就是总结中国足浴按摩,既有中国民间足上之功的绝法和太极拳柔中生力的技法,更有印度瑜伽意念呼吸之法秘诀。

(一)足掌功

在浴足中足掌的放松和足掌的点按是十分重要的环节,而足掌的功能恢复和功能极限发挥,则不会在一般性按摩中让人知晓。足掌功的练习法是:术者要正确地引导顾客的意念,其意念之神全贯于足掌。意到足掌,体会术者的点、按、搬、压之法的劲力和穴位刺激力。术者配合协助练习,应由慢、稳、静生力,观察顾客的意向力是否集中,意向感是否到位,守意聚集是否在足掌。如三者具备,术者可顺势加大足掌左右摇摆度、前弓、后弯度。然后足掌在静态中、在极限中,保持着意念,稳定的足部合力。施术者的协助练习,应辩证地分析每一个浴足者,给予配置出最佳的足浴方法。足掌功的使用次数和用力、稳定程度。浴足按摩师也是足浴的教练,一招一式,一扳一捏、一动一静,应有所判断、有所观摩、有所掌控。足掌功:分为三个疗程,七次为一个疗程,非一日而成,需三五月或半年之后,方可大见其效。足掌功灵活而有力,静稳、动快、踏实入地、稳如泰山。

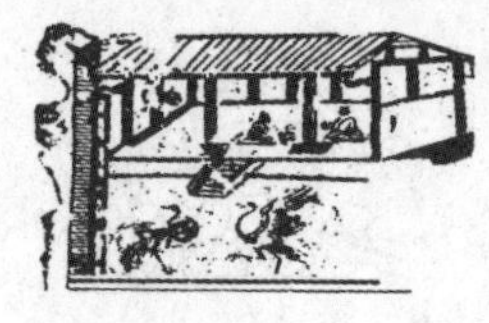

（二）足腕功

在浴足按摩中，对足腕的点、按、捏、揉等手法的运用，可使足腕力增强及恢复，有外力按摩的作用，同时也有自身气血经脉潜力的作用。足腕功的练习法是：术者在浴足腕部时，浴足者应适度地配合呼吸，用一呼一吸的气息调节，达到术者对足腕部摇、搬、伸、屈的最大角度和力度极限。浴足者在一呼一吸的调配中，应在术者的提示下，对足腕部用力，在用力中应持续用稳力，因此引发出浴足者的内在力。足浴技法的目标，就是引导浴足者的内在潜力，足腕力的增强和持久，则人在一呼一吸的自然调节中和谐统一。足腕功，在足浴中的静态和动态用功时，浴足者切忌在用力时，使用爆发力和猛力，应掌握持续力和稳力。在一呼一吸的自调中，要逐渐和均匀协调发挥，才能真正达到足腕功的效果（图 2－16）。

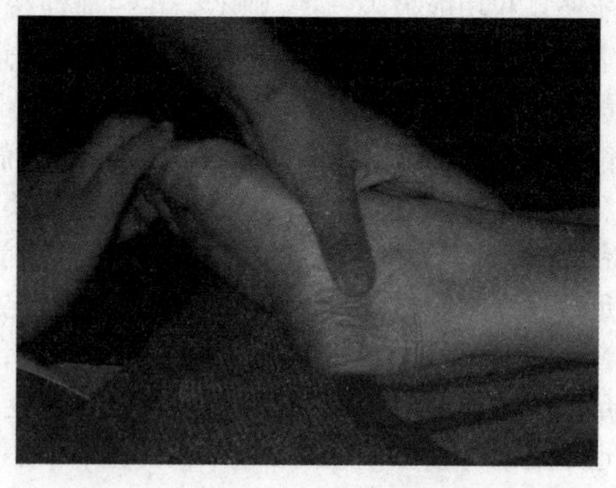

图 2－16　术者一只手扳动足掌，
另一只手点揉足腕筋脉

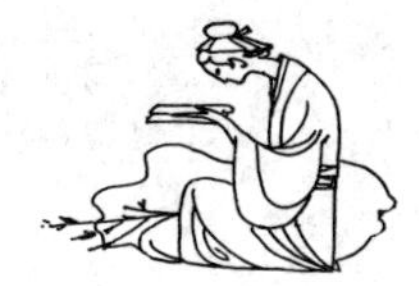

(三)足趾功

在浴足中足趾的点、按、掐、捏、挤手法运用,对于恢复足趾基本功能,缓解疲劳有一定作用。足趾尖的麻木和僵硬,是人体足三阴和足三阳的交合的失调。浴足按摩足趾和足趾功能性锻炼,有利于浴足养生。足趾功的锻炼法是:术者在浴足掌趾时,将足掌、足趾作一定形态的活动,摇——到左右最大角度,拔——在最大的伸筋范围,捏——对抗足趾抓地屈弯力。足趾功的趾形的舒展与紧缩是足趾功的关键。舒展足趾使足趾筋延长、柔软,而紧缩足趾使趾根力稳健。足趾形态有先天和后天之分,但足趾力的发挥和运用,则主要是足趾的训练而成。一般浴足,在按摩足趾后,用辅助之法对足趾功进行一定时间和一定量的训练,配合意念,经过各个疗程的进度安排,其足趾功的效果明显,无论行走的稳定性,还是行走的速度,都有十分明显改善。初练足趾功时,应注意力度的使用和每个足趾的最大活动范围。避免强扭或持续扳拉(图2-17)。

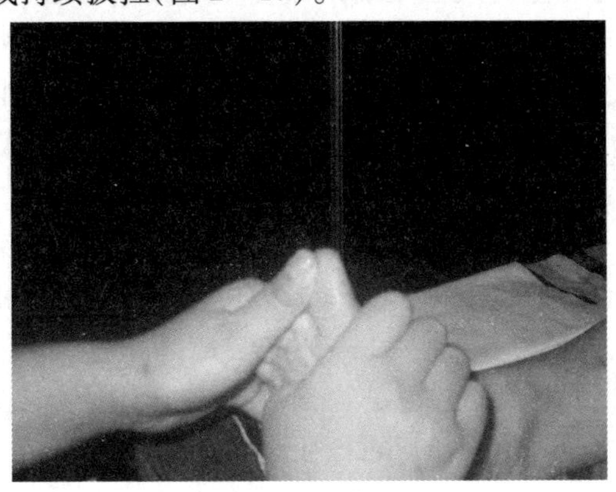

图2-17　浴足者配合术者按摩,适度地进行练习

（四）足跟功

在浴足中对足跟的叩打、挤压、揉捏、叠振等手法的运用，将直接缓解足跟部劳损和瘀肿。足跟与人体肾有紧密关系，在足跟骨和足跟筋中，由酸、麻、痛、胀、肿等反映出来。足跟功的练习法是：术者要正确地掌握足跟的伸展和内蹬、外蹬的静态力和猛力、稳力。其浴足者的意念在无意识状态中，吩咐其只内收其肛，外收其小腹即可。内外兼收、兼放和足跟的暗力平蹬，和腿部屈伸结合。使腰肾之脉、腰部之骨与跟骨相融。其足跟力的自然动态，在术者的手掌对抗顶推用力中，得到全面的协调配和。足跟功的暗力、潜伏力的激发应在静态的、缓慢的状态下，术者之掌与浴足者足跟对立的慢节拍下产生。一般养身时足跟功的次数、力度因人而异。

（五）足心功

人体足心主要穴位是涌泉穴，涌泉者，似涌动的地下之泉，人体的肾精之养、肾气之孔、肾脉之穴。足心的热烫和汗出或奇痒，都与人体肾中元阳的虚实密切相关，热烫预示元阳偏盛，虚火乱窜；汗出预示元阳外泄，虚亏潮热，奇痒预示下焦风热毒邪走窜等。足心功的练习法是：术者要正确地运用呼吸之法，调息用力，意念之法，调节通脉，沟通关节。其做法是，术者握拳贴于浴足者足心，用拳滚、拳顶、拳推之术与浴足者足心的前弓、后扳、腿蹬之力巧妙结合。另一种方法是：将浴足者足心快速擦热，术者之掌贴于足心，浴足者的意念、神态和足心之力配合，有利于肾脉的贯通，肾精的养固，可延年益寿。

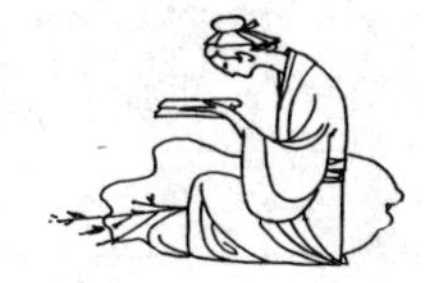

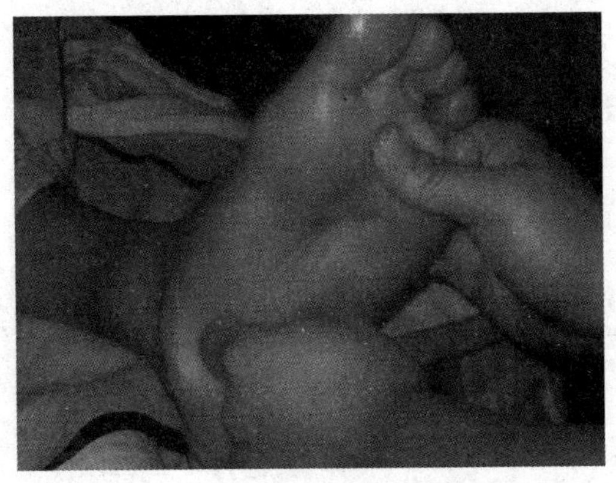

图 2－18　术者两指从涌泉处分推按止于足跟、足掌处。浴足者配合意念之力，内守涌泉穴

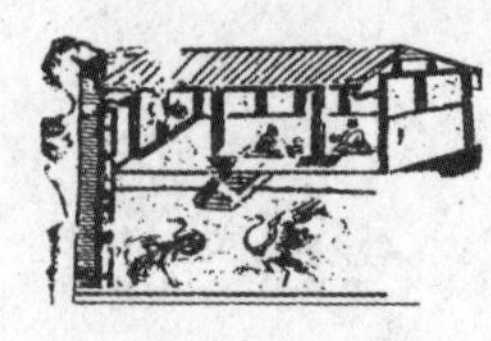

第三章　足技实录

一、常规足疗

目前,我国足浴行业正蓬勃兴起,各地的足浴手法千差万别,虽有职业足疗按摩师教材,但实践中的运用和足浴效果并不理想,构成了东西南北不同的足疗方式。

常规足疗,具有共通性,即在浴足治疗中的基本程序、基本手法、浴足原则、浴足手法、注意事项等。常规足疗有其明确的商业目的和商业服务准则,而商业利润的多少,完全取决于商业手段和商业浴足技术的规范之上。常规足疗的流程是每一个足浴店必须严格规范和管理,特别是初学浴足者,首先应懂得常规足疗技术。常规足疗细分可以从时间上计算,也可从次数节奏计算,更可以从轻重力度上计算,达到常规足疗的标准化、规范化、职业化(图 3 –1)。

(一)基本程序

1. 常规足疗流程图

①泡足→②洗足→③水中捏足→④足擦干→⑤浴足按摩 1 段(足趾到足掌)→⑥浴足按摩 2 段(足跟到足背)→⑦浴足按摩

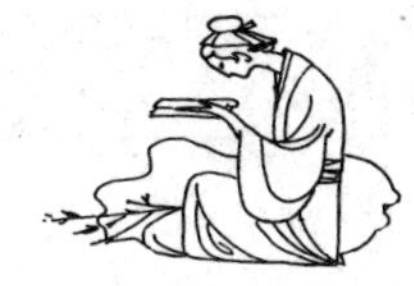

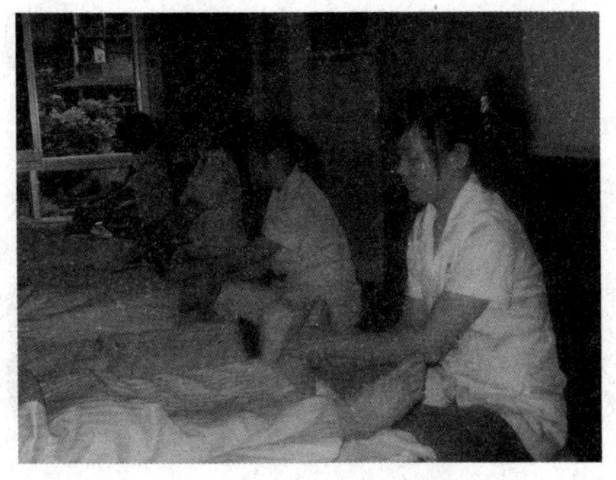

图 3－1 常规足疗的规范化动作示范

3 段（足腕到小腿）→⑧清洗足→⑨推拿头部→⑩推拿背身部 2 段→⑪推拿四肢部 3 段→⑫熨烫背→⑬熨烫腹→⑭熨烫关节→⑮结束。

2. 常规足疗流程图解

（1）泡足：将一定中药配方的药汁，加温后，用于浸泡足，在浸泡时，水温不宜过高，适度即可。泡足时间一般不超过 10 分钟。泡足水位在足背、足腕处，泡足药汁以清热解毒、杀虫止痒为常用。

（2）洗足：将足掌、足背、足腕分别用手擦洗，个别可用沐浴液或香皂擦洗，洗后，用药汁洗足。洗足用力在皮，目的是除去足表面污物，以足部表面清洁为度（图 3－2）。

（3）水中捏足：术者可在浸泡足时，用揉捏、挤压之法，在水中拿捏足趾，挤压足掌骨，掌捏足跟。如有湿气之人，足趾溃烂，可在水中捏掐湿气之处。

（4）足擦干：用干净卫生的毛巾将足部水分擦干，在用毛巾

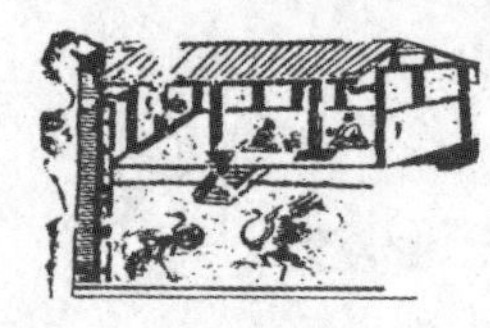

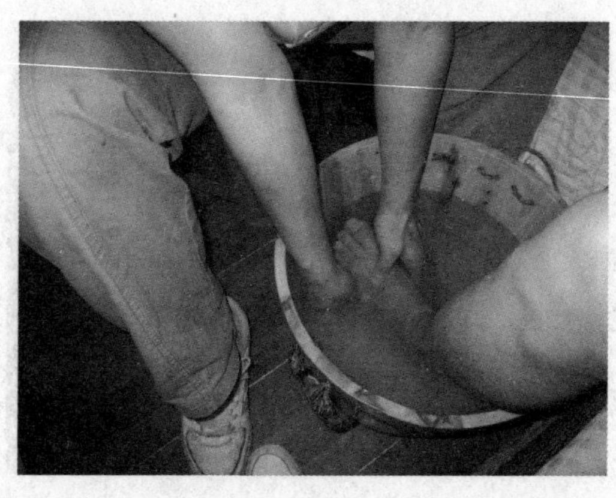

图3-2 清洗足部

擦揉时,应采用揉捏搓擦之法。在冬天可用热毛巾擦足部,保持足部温度即可。

(5)浴足按摩1段:是足趾到足掌的按摩过程,足趾的轻重与足掌的点按刮扳,应以足疗者的耐受为度,切忌使用爆发力。先轻微用力,然后加重用力。一般力度到足骨即可。施术者用植物油或凡士林、甘油、精油等涂抹后进行按摩。

(6)浴足按摩2段:是从足跟到足背的按摩过程,足跟的拍叩与足背的掐揉弹拨。浴足按摩足跟、足背,前者重用力,后者轻弹拨。

(7)浴足按摩3段:是从足腕到小腿的按摩过程,足腕的点掐、揉摇伸展与足小腿的点按揉捏。浴足按摩足腕、小腿应辨证用力,对症施术。

(8)清洗足:足部按摩结束后应清洗足部,特别是清洗植物油或凡士林、甘油、精油等。应用清水或营养类物质如牛奶、花卉浴液加以清洗,然后擦干即可。

(9)推拿头部:是从头面部到头颈部的推拿按摩过程,有解

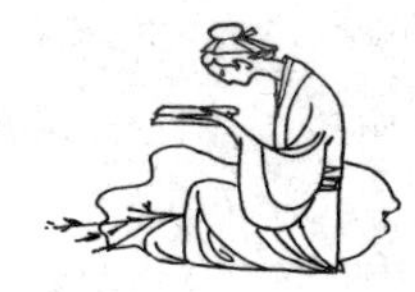

除脑供血不足,兴奋神经或安神,使脑思维敏捷,让人头目清醒的功效。

(10)推拿背身部:是从胸腹到背腰的推拿按摩过程,让足浴者的五脏六腑及经脉气血得到调节和平衡,整体的身躯放松,有利于心神内脏的相互补充。

(11)推拿四肢部:主要是施术者以手足肢体部位的推拿按摩,对四肢筋骨、经脉的梳理,使浴足者达到四肢关节灵活、形神统一协调(图3-3)。

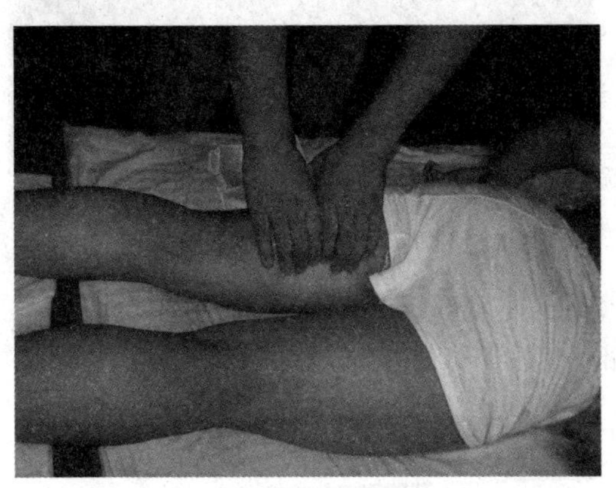

图3-3 捏揉大腿筋骨

(12)熨烫背:用中药熨烫包,加热后熨烫背部,以滚动摩擦之法为主,分为快速熨烫和慢速熨烫两种。在操作中应避免烫伤和灼伤皮肤。

(13)熨烫腹:用中药熨烫包加热后熨烫腹部,以胃和肚脐、小腹为主,用揉摸之法为主,能祛寒镇痛、顺气解郁,在操作时要隔毛巾熨烫,热力应适度。

(14)熨烫关节:用中药熨烫包加热后熨烫关节冷痛处,以揉

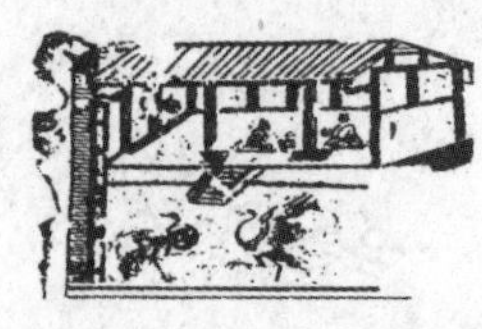

滚和拍打为主,严重寒痹者,可将熨烫包放置冷痛处,自行掌握熨烫方式(图3-4)。

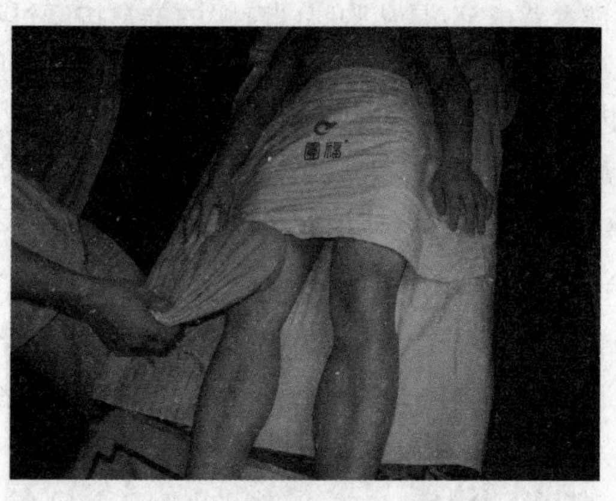

图3-4 药包热熨双膝部

(15)结束:常规足疗结束时,可让足疗者洗面或擦洗双手,并配合肩部拿捏,拍打放松即可。

(二)基本手法

目前足疗店、洗足房的常规足疗,其基本手法有指、屈指、掌的3大类15种。

1. 指类

(1)指推:施术者用大拇指在足掌两侧或前掌趾根部做横向指推。指推用力,平缓有力,在骨间缝中做推按揉的动作。

(2)指掐:施术者用大拇指、中指或食指,对掐足前掌骨缝。指掐用力,似抱钳状,掐后施力或按弹拨等。

(3)指捏:施术者用手指拿捏足趾或足前掌、足外侧掌边。指捏缓慢,揉捏有度,捏足掌肌、足前掌。捏放适度,捏重放轻。

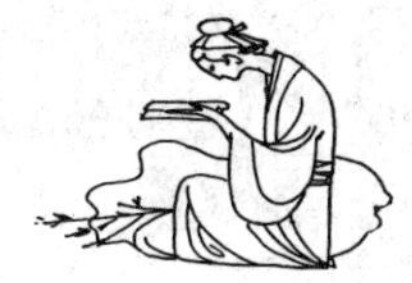

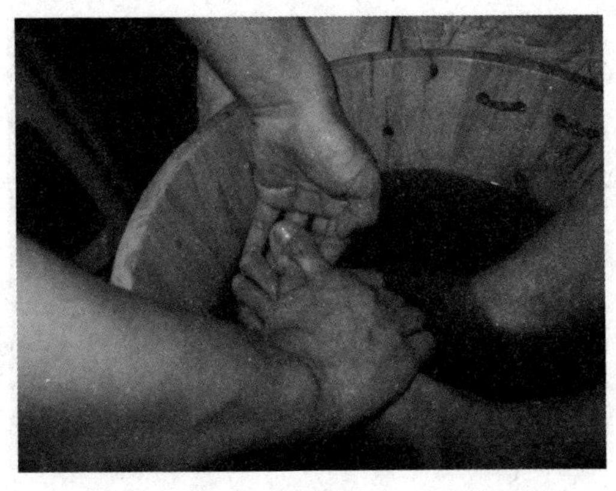

图3-5　指掐大拇指

(4)指顶:施术者大拇指或中指用力,直接顶按足掌心、足前掌刺激点。由轻到重,由前向后,由边向里。

(5)指揉:施术者用指按揉足部,一般以手拇指揉动为主。可指揉加指按、指揉加指弹拨等手法联用。

2. 屈指类

(1)屈指顶:施术者单指或双指弯曲顶在足掌部,另一只手扶压足掌背并配合用力。屈指顶力压掌骨,缓慢移动,在足掌底做顶揉、顶拨、顶推等手法。

(2)屈指刮:施术者单指或双指弯曲,顶住足掌底,另一只手配合扶压用力,屈指刮动足掌底。刮动时,力度贴紧,缓慢移动,配合刮顶、刮推、刮压等手法。

(3)屈指滚:施术者将手半握拳状贴于足掌部,做上下来回滚动。屈指滚时分快滚、慢滚、肤滚、肌骨滚。肤滚,即皮肤贴紧,在半握拳中,做顺时针圆弧状前行,肤有热感为度;肌骨滚,即半握拳重压顶足掌骨,缓慢移动。

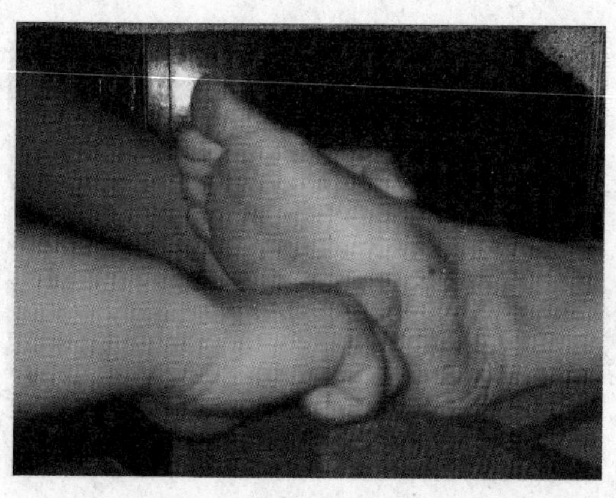

图3-6　施术者屈指顶揉足底部

（4）屈指压：施术者将手握拳状，五指屈紧，贴于足掌、足跟将用身躯之重压于足部。屈指压应保持一定时间的稳定用力。

（5）屈指拨：施术者单指弯曲，用屈指尖按拨在足掌处。屈指弹拨于足掌骨的凹陷处或足掌筋骨、筋腱之间，常用有弹拨、揉拨、顶拨等手法。

3. 掌类

（1）掌捏：施术者单掌或双掌握捏足掌部位，在掌捏时应暗自用力，一重一轻即可。掌捏可配合拿揉、捏压、捏挤等手法。

（2）掌擦：施术者双掌指交叉，呈拱手状，贴于足掌背，快速地擦揉至肤热为度。在擦揉中常用甘油、精油、凡士林等辅料配合运用以减少摩擦。

（3）掌扳：施术者一手拿住足跟，另一手握掌做前后、左右扳动。掌扳应配合扳压、扳拨、扳揉等手法。

（4）掌拍打：施术者用双掌指部快速地拍打足掌背或足腕前部。拍打时应有节奏感和力度深透感，肤微红为度。

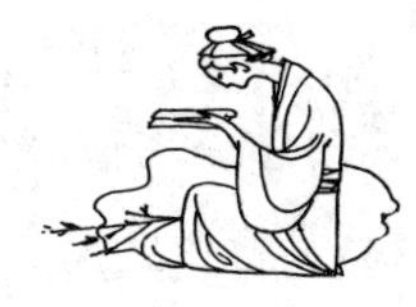

(5)掌拔伸:施术者单掌或双掌握拿足前掌,拔伸足腕关节或腿关节。在掌拔伸中,应抖动关节或摇动关节、屈伸关节(图3-7)。

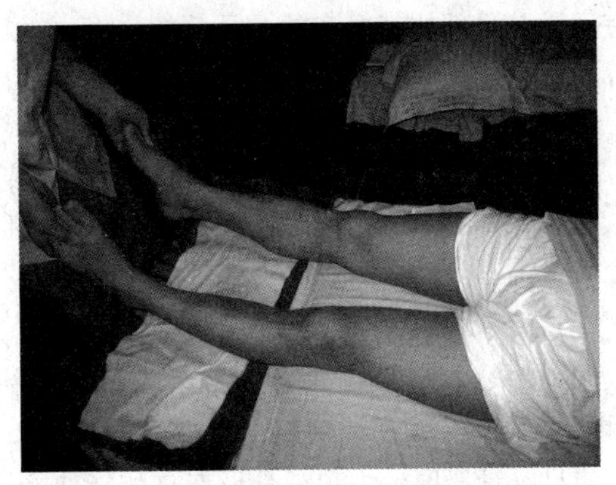

图3-7 施术者拿住前掌指作拔伸用力

(三)基本原则

1. 整体辨证,对症施术

整体辨证,对症施术,即将人体与自然界作为整体来分析,看四季气候的变化对人体的影响,不同的季节影响产生不同的疾病。以人体与社会生活环境为整体来判断,看社会的生活环境对人体的心理、生理的影响。不同的生活环境,产生不同的疾病。人体的内脏与足部从整体来联系,既有外部的气血经络骨骼关系,更有内脏之间相生、相克的演变。常规足疗,从整体辨证,因自然界气候变化,可出现足部关节痹证或疼痛。因生活环境的差异,可出现足部乏力或肿胀;因内脏的功能失调,可出现足部萎缩和偏瘫。足部之症和整体的气候、生活、内脏紧密相

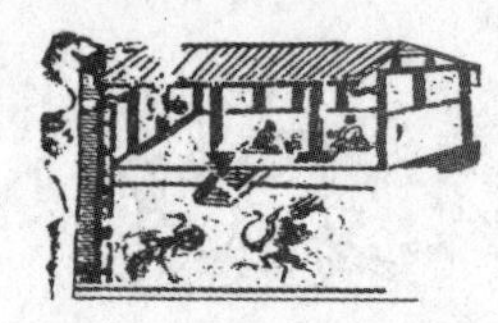

关。

2. 活血化瘀，消肿止痛

足部的活血，目的在于皮络、经脉的梳理，使经脉的血循环畅通，内脏经脉与足部的气血充盈。足部的化瘀，主要是消湿利滞。而排泄微络水湿，主要是散寒除湿，化寒湿肌结，消除痞块硬结。足部消肿止痛，在于以穴镇痛、以经缓痛、以骨舒筋、消肿止痛。足浴按摩推拿，整体调节，疏通瘀阻，镇痛安神。足疗中若瘀在皮，则揉络，瘀在肌，则舒筋，瘀在骨，则整骨利关节。痛在表，则经脉可调；痛在里，则骨骼内脏可治。

3. 舒筋正骨，捏肌通络

足部舒筋，目的是使足趾络脉之筋和掌脉之筋解痉舒缓。足掌筋与骨相关筋槽丰满，足掌筋与足经脉相生融合。足部正骨，目的是使足趾骨舒展生力和趾骨形态自如能伸能屈，足掌骨舒缓和掌骨平展平开健稳有劲，足腕骨扭转自得和腕骨旋转舒适。足部捏肌，目的是使足掌之肌活脉通络和掌肌丰满有力，足跟筋与小腿肌的活动协调，掌肌与掌骨收放适度和柔硬适中。足部通络，目的是使足趾尖微络敏感刺激有传导性，足掌肤络丰满红润，足腕皮肤收缩自如。

4. 浴足透药，清热解毒

清热解毒的中药煎汤浴足，对足部的湿热有清热作用，对足部湿毒有灭菌作用，对足部的湿气疏理有散发作用。

5. 扶正祛邪，温通内脏

足部扶正，是指在浴足的过程助阳通经、升提阳气，使肌肤免疫功能增强。足部祛邪，是直接杀灭足部癣菌，祛寒温阳，活跃足部气血，消除各种痛证。温通内脏，是通过足部络脉与肺脏的关系，足部肌筋与脾胃的关系，足部骨骼、骨关节与肝肾的关

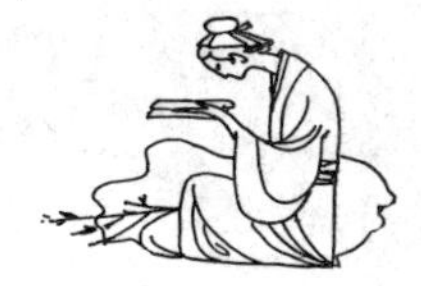

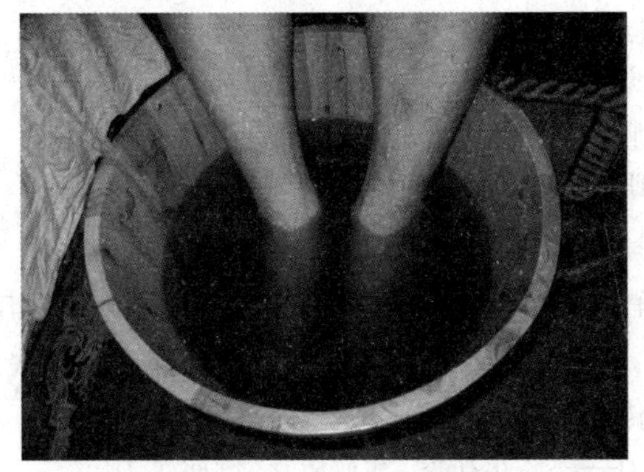

图 3-8 中药水浸泡双足

系，达到温通气血的目的。

（四）基本养生

常规足疗的基本养生，主要是对人体疾病的康复养生相关，对人体下肢、肌筋、骨骼、脑部、内脏等疾病有康复理疗作用。人体所患疾病分为外伤筋骨，内伤脏腑。外伤有形则红肿痞块痛痒，内伤无形，则心悸、失眠等。足浴养生从足掌开始，防治常见病症。

1. 下肢病症

浴足疗法，首先对下肢疾病有直接的保健养生作用：

足转筋——浴足祛寒解痉，活血通络。

足跟痛——浴足活血镇痛，叩骨补肾。

足掌痛——浴足热暖通络，舒筋解痛。

足萎缩——浴足活络通脉，康复肢体。

足扭伤——浴足活血化瘀，消肿止痛。

足湿气——浴足除湿利水，止痒解毒。

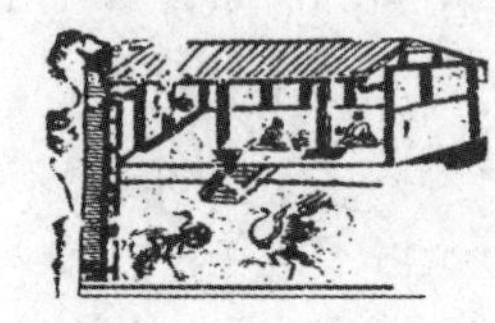

足掌癣——浴足杀虫灭菌,止痒除癣。

足乏力——浴足解乏生力,强健筋骨。

足冷痛——浴足活血助阳,散寒止痛。

足鸡眼——浴足软坚化结,松骨捏肌。

2. 肌筋病症

浴足疗法,对人体肌筋疾病有直接的保健养生作用,俗话说寒从足起,早晚烫足,如吃补药,可见从足部升阳能快速地通过人体肌筋传热于全身。

肌无力——浴足按摩,活血解乏,健肌生力。

肌痿痹——浴足按摩,活血通痹,化瘀治痿。

肌疼痛——浴足按摩,行气止疼,点穴镇痛。

肌酸软——浴足按摩,通经活络,行气贯力。

肌肿胀——浴足按摩,消肿通经,化瘀行气。

筋抽搐——浴足按摩,止痉祛寒,活血通络。

筋扭伤——浴足按摩,弹筋散痛,压筋止疼。

筋硬结——浴足按摩,揉拨硬筋,散结除痞。

筋隐痛——浴足按摩,深陷肌筋,镇痛解痉。

3. 骨骼病症

浴足疗法,对于足下肢骨骼有直接的养生保健作用,因按摩推拿手法的运用间接地在全身其他骨骼中产生养生康复的效果。

骨寒痹——浴足按摩,温热通阳,固肾祛寒。

骨热痹——浴足按摩,清热解毒,消痛凉血。

骨髓炎——浴足按摩,扶正祛邪,掐穴败火。

骨折断——浴足按摩,捏骨接骨,固定疗伤。

骨脱位——浴足按摩,摸骨复位,点按止痛。

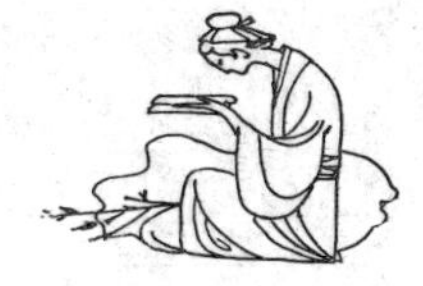

骨增生——浴足按摩，舒筋活血，镇痛舒骨。

骨痛风——浴足按摩，掐穴祛风，泻火败毒。

骨隐痛——浴足按摩，振叩荡骨，深点压痛。

骨无力——浴足按摩，拿肌活血，拍叩益髓。

骨变形——浴足按摩，益肾壮骨，修正变形。

4. 脑部病症

由于足通脑海，经连全身，浴足疗法对于人体脑部病症有下治上调的作用，无论直接或间接治疗，对于心脑调节都是十分重要的。

脑眩晕——浴足按摩，升阳通脑，止风镇眩。

脑阵痛——浴足按摩，点按经穴，疏通脑脉。

脑失血——浴足按摩，益肾固阳，营养气血。

脑缺氧——浴足按摩，按穴行气，活血化瘀。

脑偏痛——浴足按摩，祛风止痛，安神宁志。

脑衰弱——浴足按摩，点掐足穴，刺激脑海。

脑疲乏——浴足按摩，缓解足掌，解除脑疲。

脑胀痛——浴足按摩，调节经脉，通脑解痛。

脑失忆——浴足按摩，养足益脑，康复记忆。

脑损伤——浴足按摩，叩脑振伤，捏足通神。

5. 内脏病症

浴足疗法对于人体内脏病症有直接的治疗作用。从足三阴到足三阳的内脏关系看，有直通达内脏的功能。浴足调养内脏，有益养生康复。

心慌胸闷——浴足按摩，宽胸解烦，宁心活血。

心气不足——浴足按摩，益气强心，滋阴补阳。

肺虚咳喘——浴足按摩，掐穴镇咳，益气平喘。

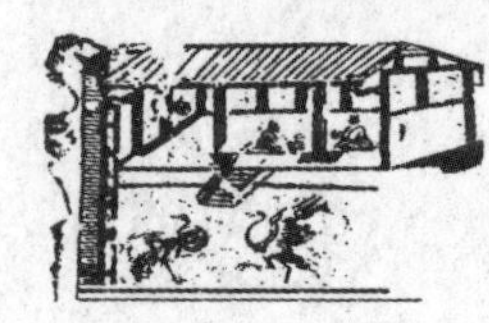

肺痈劳伤——浴足按摩,泻毒消痈,化痰行气。

胃胀胃痛——浴足按摩,按穴止痛,导滞消胀。

胃热胃寒——浴足按摩,调阴平阳,补泻兼用。

肝郁气滞——浴足按摩,疏肝理气,点穴通滞。

肝火上扬——浴足按摩,掐穴降逆,平火清热。

肾气亏损——浴足按摩,补益中气,升阳暖足。

肾衰阳痿——浴足按摩,调经固摄,壮阳强腰。

(五)注意事项

常规足疗在浴足前、浴足中、浴足后,针对不同的病症,有不同的注意事项。

1. 浴足前

应当询问或观察浴足者是否有出血症状,如外伤、吐血、呕血、便血、脑出血、胃出血、子宫出血、内脏出血等,因常规足疗可使足部和全身血液循环加快,可能加重出血。

应当注意观察浴足者是否有精神疾病或严重的肾衰竭、心力衰竭、肝坏死。因浴足热温活血,易使病情加重。

应当注意观察浴足者是否有严重的皮肤溃烂或足部新伤骨折。因浴足按摩过度,易使皮肤溃烂加重和骨折不易恢复。

应当注意体虚老人和小儿浴足时的水温及按摩的力度刺激。因浴足的常规手法及程序,可能让部分体弱老人和小儿出现不适。

应当辨证地选用不同浴足药物及配方,根据不同顾客的足部寒凉、湿热、疼痛、乏力、湿疹等辨证确立药物的治疗养生作用。

2. 浴足中

应当注意在浴足中水温不宜太冷太烫,如遇冬天应保持稍

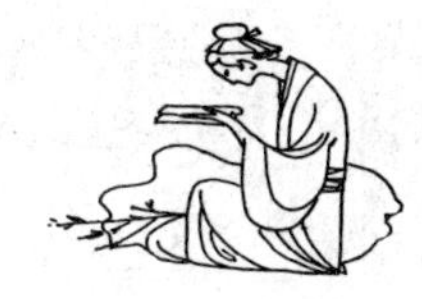

高温度。水浸泡足背至足腕即可。特殊浴足，可浸泡至双膝处。

应当注意在浴足中点按足掌或手指屈刮足掌时，留意不同部位、不同穴位的痛点反应。相关部位、相关穴位与相关内脏联系紧密，足上的痛点反应了相关内脏有疾病。

在浴足按摩中，力度的轻重和手法的协调是使浴足者感到舒适为度。如有不适，用力或节奏不协调，应立即纠正或停止。

在浴足按摩中使用重压、重搬、重顶等手法时，应密切注意浴足者的脸色，做到不引起气滞、不产生血瘀、不出现骨损伤。

应当注意在浴足按摩中的连贯性和协调性，在程序的操作中不应该中途换人。在增加或减少手法程序时，都应有特殊的应对方式。

3. 浴足后

在浴足水温未降低时趁热及时擦干足部，并用毛巾包住，特别是在冬季和寒冷潮湿的环境中，浴足后不及时保暖易感受风寒(图3-9)。

在浴足按摩时询问浴足者的身体舒适度，如果出现不适，应及时停止操作。

在浴足按摩后，有糖尿病的浴足者，出现口干尿频，应当及时补充饮品。

应当注意在浴足按摩后，让浴足者稍作休息，不应立即运动，特别是头昏顾客，静养休息，可以养生康复。

应当注意在浴足后的清洁卫生及床单用具的消毒灭菌工作，防止出现交叉感染或病菌传播，特别是对一些有皮肤疾病、流行传染病的浴足者更应该加以重视。

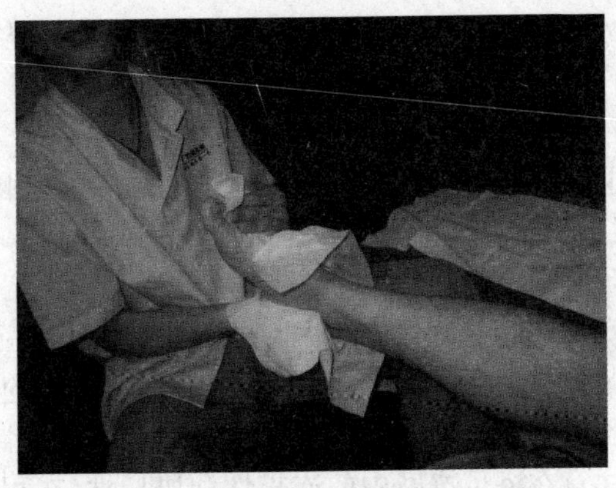

图3-9　浴足后擦干水汽，并隔毛巾捏揉足部

二、中西足疗

在浴足行业中，各种流派较多，其主要的流派是结合西医理论而产生的“足部反射区健康疗法”。它将人体的脑神经与人体足部的敏感神经相联系而划分出刺激反应点和反射区。瑞士神父若石推行的“若石健康法”，以浴足按摩反射区治疗调养之术，得到广泛的普及和推广，形成了在我国浴足行业中的主要流派之一。

中西足疗主要是以西医的解剖学、神经生理学、基础医学理论为指导，总结浴足临床经验，逐步形成了较完整的双足反射图，构成西方的自然疗法和替代疗法之一。将足部敏感神经的反射区与脑神经和足部的微循环进行实践，在创立全息胚学说原理中，寻找到人体的足部反射区规律，即人体的各种内脏器官与足掌的敏感点有直接或间接的内在表现。

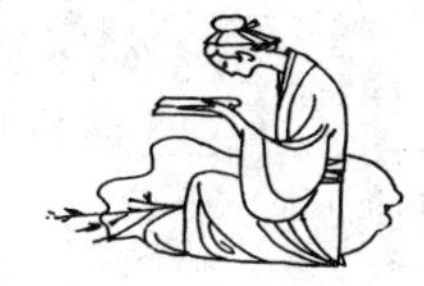

(一)基本程序

1. 中西足疗流程图

①清洗双足→②浸泡双足→③擦干足部→④擦抹润滑油→⑤检查反射区→⑥检查敏感点→⑦先左后右刮顶→⑧足心敏感区刺激→⑨足前掌敏感区刺激→⑩足后跟敏感区刺激→⑪足内侧敏感区刺激→⑫足外侧敏感区刺激→⑬足背敏感区刺激→⑭足趾尖敏感区刺激→⑮结束。

2. 中西足疗流程图解

(1)清洗双足:用香皂或浴足清洗剂等作足部的消毒、清洗工作,水温不宜过烫,消除污垢和除去足部臭味即可。部分浴足店也采取在清洗双足时,配置一些消毒、灭菌的化学药品,达到灭菌、消毒的目的(图3-10)。

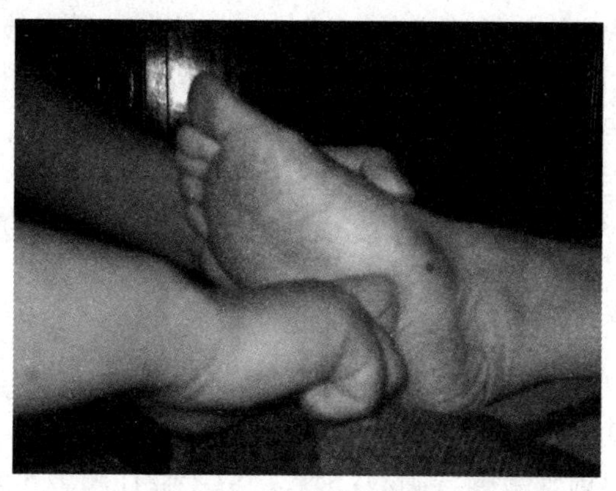

图3-10 屈指顶压足掌反射区或反射痛点

(2)浸泡双足:按照西医的营养学理论,在浸泡双足时,可以

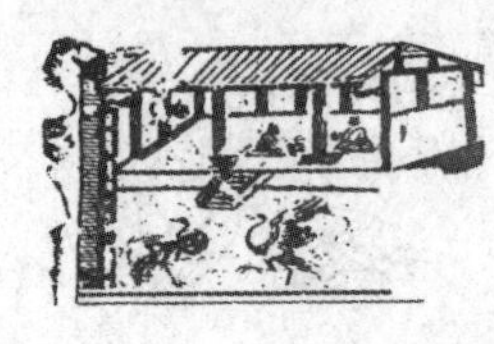

配置一些营养皮肤的天然物品，如牛奶浴、鲜花浴、维生素浴、微量元素浴、补钙浴等水液浸泡双足，不同的物品的浸泡作用和功效不一样，浸泡时间不宜超过10分钟。

(3)擦干足部：术者用已消毒毛巾，擦干浴足者双足，在擦揉时，做少量的轻揉拍打，放松即可。在冬和春、秋季时，应立即用毛巾将足部包裹好，防止受冷受冻。

(4)擦抹润滑油：术者在按摩足部前，一般宜选用润滑油之类的物品。如甘油、玉兰油、凡士林、植物油等在顾客足部上擦抹、润滑足部和术者之手掌。

(5)检查反射区：根据若石健康法和西医的足部神经生理传导及全息反射图，人体的足掌分为若干反射区。术者用拇指在不同的反射区，做横向或竖向的按推，确定不同区域和相关区域的内脏疾病反射。

(6)检查敏感点：术者用手指的点、按、顶刮在足趾、足掌、足背中发现敏感点，敏感点的集结状和小结点是反应体内疾病的依据。在足掌不同的敏感点汇集，可以清楚地判断出人体内脏疾病的因果全息关系。

(7)先左后右刮顶：术者在与浴足者正式进入足疗程序时，一般采用先左足后右足的方式进行。具体施术用轻揉的刮顶之术，对足部施术一遍，使足部放松(图3－11)。

(8)足心敏感区刺激：术者一手握浴足者足背，另一只手食指或中指弯曲，顶按足心敏感区，由足心缓慢地向外延，做顶刮、按压的手法，力度由轻到重，反复三遍以上即可。

(9)足前掌敏感区刺激：术者一只手握住顾客足前背，另一只手食指或四指弯曲，刮顶、压揉足前掌敏感区刺激足前掌，可做横向刮顶压，至足趾跟部，也可做纵向刮顶足前掌，竖顶至足心处即可，一般施术五遍以上即可(图3－12)。

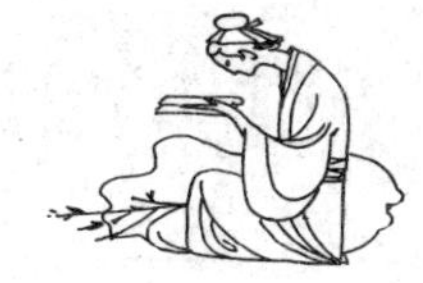

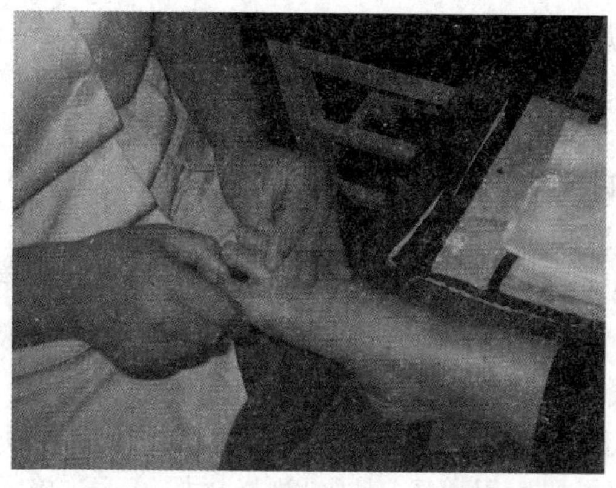

图 3－11　用指掐足趾的敏感点

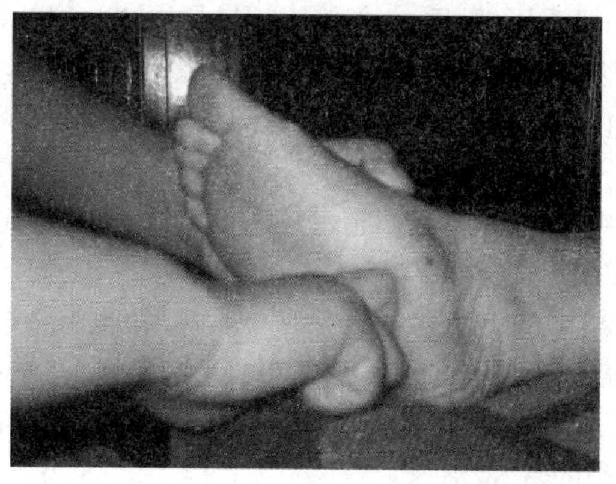

图 3－12　用屈指顶住掌心部作微滑动、弹拨

（10）足后跟敏感区刺激：施术者一只手托住顾客足后跟，另一只手食指弯曲，顶压、顶揉、顶弹足后跟部敏感区。施术中可做足后跟旋转压或顶压，由内圆心向外圆心按顶，一般施术三遍以上即可。

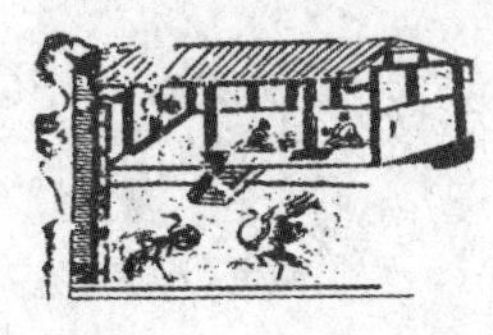

(11)足内侧敏感区刺激:施术者一只手握住足掌,另一只手拇指和食指弯曲,按压、轻刮、点揉、指推足内侧敏感区。内侧可分为三条线竖向施术,在足内侧横向按压中,应配合弹拨之法,重指弹内侧敏感区。一般施术三遍以上即可。

(12)足外侧敏感区刺激:施术者一只手握住足掌,另一只手拇指或食指弯曲,指推、指揉、指压、指按、指刮、指顶足外侧敏感区。外侧可分为三条线,即足背、足边、足底线。一般施术沿线指按,三线为一遍,三遍以上即可。

(13)足背敏感区刺激:施术者一只手托住足掌,另一只手拇指或食、中指屈弯用顶压、点按、侧指揉拨等手法施术。一般浴足多从足背骨骼及筋脉走向施术,从腕处至足趾跟部,重点在足背敏感处,可重压、重顶,一般施术用轻揉之法,三遍以上即可。

(14)足趾尖敏感区刺激:施术者一只手握住足掌趾,另一只手拇指或食指屈弯,点按、顶压、指揉足趾尖敏感区刺激足掌趾。一般施术于每个足趾面及足趾侧到足趾跟,施术一遍即可。重点为足趾尖敏感区,可连续施术三遍以上,用力以浴足者能耐受为度(图3-13)。

(15)结束:中西足疗在最后一个程序时,也有将按摩做到膝或大腿根部者,也有的只做足部者。无论怎样,在结束程序中,都有清洗足部、沐浴足部,将油污清除,做到清洁、灭菌,也可用润肤保湿类的膏、液涂抹。

(二)基本手法

中西足疗的基本手法,主要是在刺激足掌敏感区和反射神经等为目的的指导原则下,调节内脏神经,抑制局部神经,使全息胚的敏感点得到放大或调整,从而达到康复养生保健的目的。

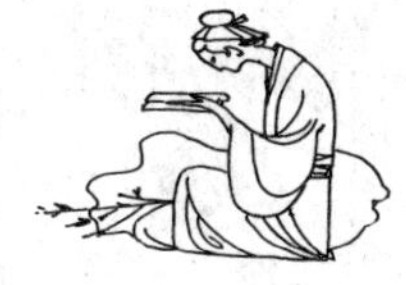

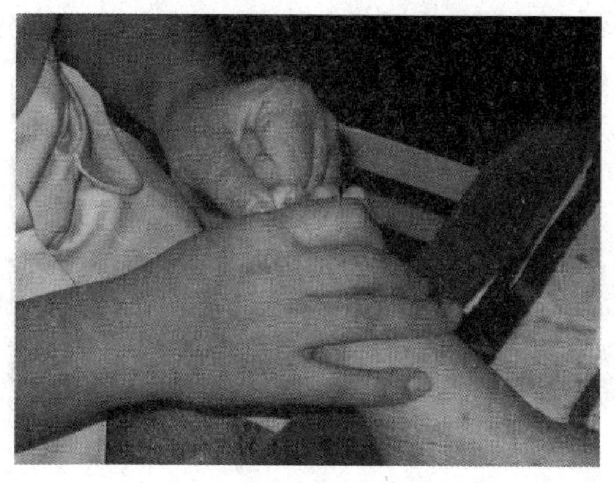

图 3－13　用手指掐足趾尖敏感区痛点

1. 按类

(1)点按:施术者一只手握住顾客足掌,另一只手拇指或中指点按足掌敏感区域和刺激点,手法的轻重适宜,轻者点按小结,重者刺激到穴。

(2)揉按:施术者一只手握住顾客足掌,另一只手拇指揉按足掌敏感区域。手法如轻揉、轻按,能缓解足掌疲乏,重揉重按,能调节神经,调节全息胚的反映。

(3)推按:施术者用单手或双手指推按足掌敏感区域和刺激点,手法推行则轻,按压则重,推按应顺敏感区域进行(图 3－14)。

(4)捏按:施术者单掌或双掌拇指、食指、中指对捏按足掌背、足前掌,捏重按轻,捏力在掌骨缝,按在足掌肌。

(5)搓按:施术者双掌搓擦、搓揉、搓按足掌、趾骨。快搓慢按,搓轻按重。

2. 叩类

(1)指叩:施术者用单指叩顶足掌部和足趾尖处,单指叩时,

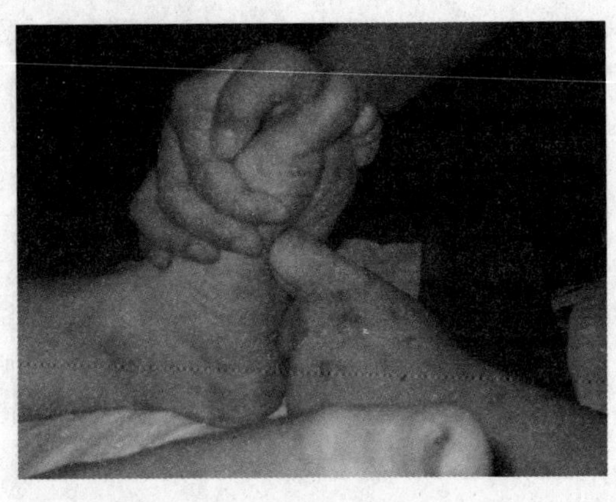

图 3－14　用屈指推按足掌敏感区域

力度轻重适宜，叩轻顶重。

（2）双指叩：施术者用双指叩顶，叩压足掌部和足趾尖处。对指叩时，力度相应用力，力叩骨骼为准。

（3）握足顶叩：施术者一只手握拿足掌部，另一只手顶叩足掌敏感区域，顶叩用力持久，缓慢使用暗力，深透骨骼处即可。

（4）半拳叩：施术者一只手握拿足掌部，另一只手半握拳叩压，叩顶足掌心，半拳叩压力度因人而异。由足心处向上或向下半拳叩顶即可。

（5）拳叩滚：术者一只手握拿足掌部，另一只手握拳叩在足掌部作滚动状。力度为滚时贴紧，叩时重压、重顶。

3. 刮类

（1）指刮：施术者一只手握拿足掌，另一只手弯曲刮压足掌部位，由上往下刮压，力度为贴紧即可（图 3－15）。

（2）双指刮：施术者一只手握拿足掌，另一只手双指弯曲刮顶足掌部位，由下往上做刮顶，缓慢用力，力透骨骼即可。

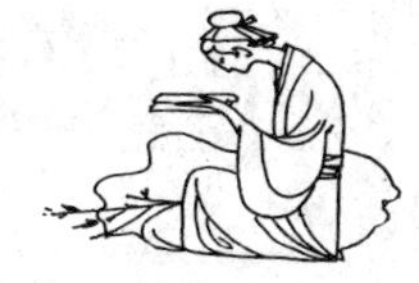

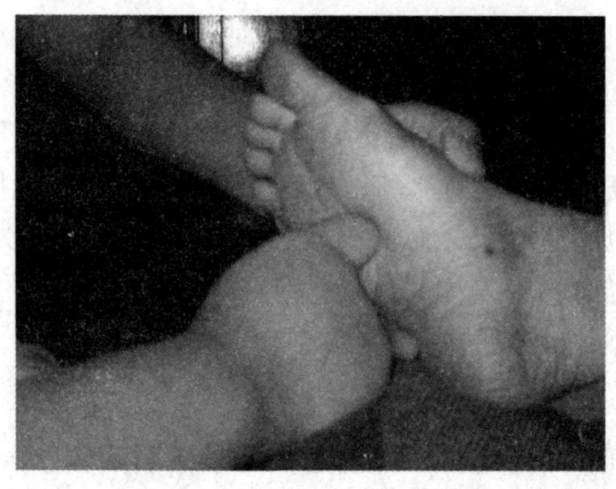

图 3－15　用屈指节平刮足掌部位

（3）掌侧刮：施术者一只手握拿足掌，另一只手用掌侧刮动足掌心，来回刮动，力透骨骼即可。

（4）半拳刮：施术者一只手握拿足掌，另一只手半握掌状刮动足掌部上下左右，刮推、刮压、刮顶等手法均可运用。

（5）拳刮：施术者一只手握拿足掌，另一只手握拳直接刮滚足掌，在足心处贴紧足心上下左右刮动即可。

（三）基本原理

中西足疗为什么能起到消除疲劳、防病康复的作用？其基本原理如下：

1. 促进血液循环

按照西医的解剖基础看，人体的血液循环是一封闭的连续管道系统，它有主动脉的大循环，也有人体局部的微循环。血液循环供养全身各脏器的营养。足部按摩为什么会促进血液循环？因为足部离心脏最远，如果足部血液流速、流量增大，那么，

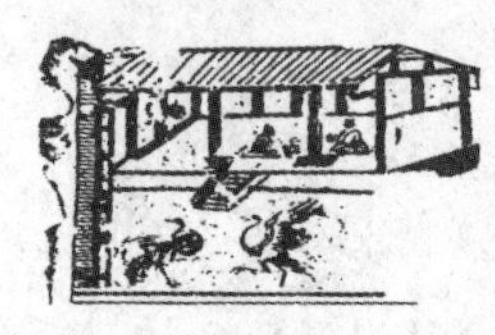

将逐步使心脏血液流速、流量增大，促进全身血液循环。其次是足部按摩可以缓解肌肉紧张状态，使肌肉放松，做到有节律的收缩和舒张，起到足部的“肌肉泵”到“血循环泵”的增压作用，使人足下增压而头或心脏减压，达到淋巴液与静脉回流协调，防止四肢血液瘀阻沉积或血管变异。所以足被人们称为“第二心脏”，足部健康，则人体的血液循环正常。血液循环的改善能牵动全身各部位功能的协调。

2. 刺激神经反射

中西足疗的直接作用，就是在足掌中刺激敏感区域或敏感刺激点。根据西医的神经反射原理，足部按摩必然引起机体内有规律的适应性反应。足部的神经末梢刺激可以迅速传导至神经中枢，由神经中枢引起神经冲动，使人产生兴奋或抑制。足部按摩的良性刺激传入神经中枢，即可引起中枢神经做出修复和调节反应，从而使患病器官的机能得到调整，使正常器官的机能得到加强。所以说中西足疗具有有病保健康复，无病养生作用。按摩浴足刺激反射区，对相应器官有双向调节作用，其主要原理是通过神经反射，当某器官功能低下时，可以提高其功能作用，而功能亢进时，又可以得到有效抑制作用，从而使人体恢复平衡，增强整体抗病能力，使疾病得到缓解和治愈（图 3－16）。

3. 人体全息胚的运用发挥

生物全息胚的理论认为，当人体双足并拢在一起时，人体内的脏器在足部的对应敏感区，就像一屈腿盘坐的投影人形。两足拇指相当于人体头颅部位，五脏六腑分属足掌部位，所以在足部对应区敏感处按摩刺激，可以使相关的器官组织得到调整，既可保健又能达到治病康复效果。

生物全息胚的理论和基本原理，是一门新兴的边缘科学，它

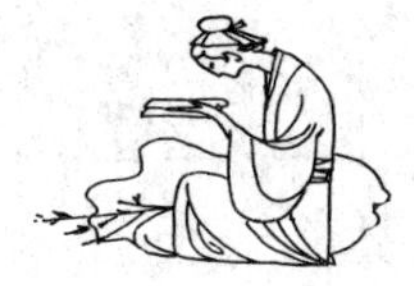

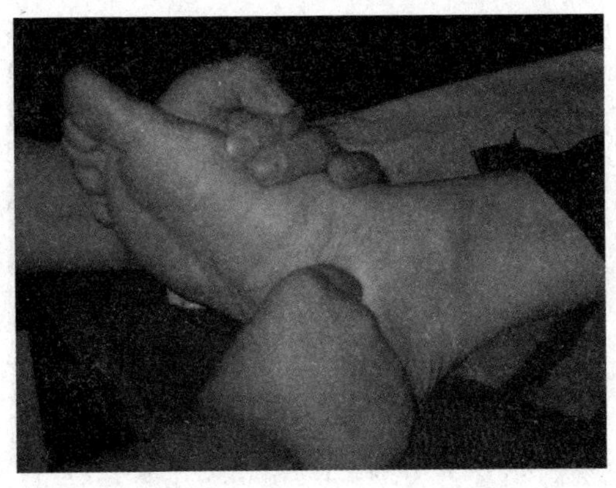

图 3－16　屈指顶压足掌侧神经反射区

揭示了人体中局部与整体信息传导的内在规律，在中西浴足保健中，起到了十分重要的作用。

4. 产生“内源性药物因子”

西医认为，人体生病，选用对症药物进行治疗，这属于“外源性药物”。通过自身调整人体内环境，而应激产生的针对性治疗因子，是属于“内源性药物因子”。在中西浴足的实践中，多数人每次进行足部按摩之后，一般都会出现食欲旺盛、尿量增多、打哈欠、排气多等现象，可以证明，是足部按摩在体内产生“内源性药物因子”，并促使人体尿酸结晶等有害物质从小便排泄，促进体液循环和机体代谢。接受足部按摩，可增强人体抗氧化酶的活力，阻止并清除氧自由基对细胞器官以及人体免疫功能的损害（图 3－17）。

5. 具有心理治疗的作用

西医认为，足部反射区治疗不仅是一种很好的物理治疗方法，而且是一种很好的缓解心理负担、人体自我减压的疗法。当

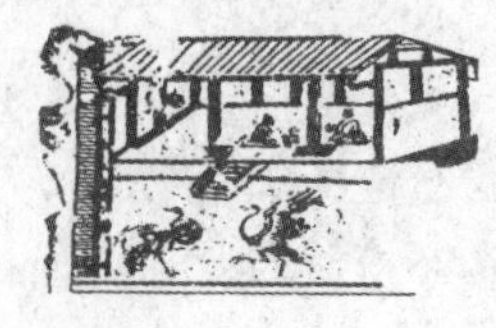

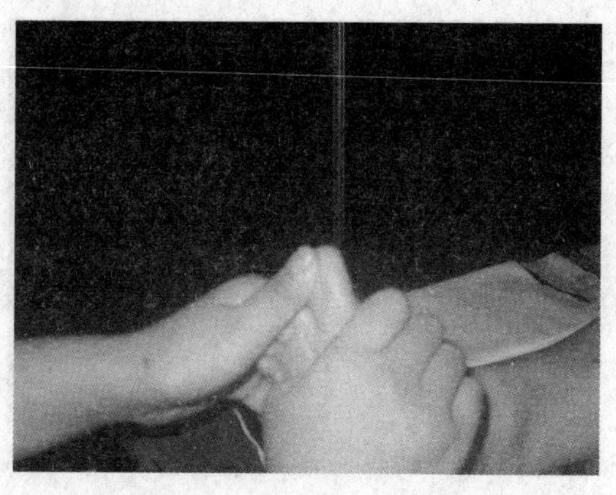

图 3－17　拇指分推足趾部位

人体忧愁、烦闷、精神极度疲劳之时，通过足部反射区按摩后，既可得到生理上的休息，同时也可使精神上、心理上得到休养。神安脑清、思维敏捷。特别是多数人足浴按摩后，睡眠良好、情绪稳定、二便畅通、内在的压力减轻，使大多数人精神焕发、容颜增辉、充满自信、充满活力。

（四）基本康复

中西足疗充分运用足部反射疗法，根据生物全息理论，人体在一个最完善的自控生物信息系统中，双足是人体健康的门户，也是疾病反射的窗口。通过对足部反射区的反射刺激，可以诊断疾病，也是一项十分有利于人体健康的自然疗法。特别是在对慢性病、疑难杂症的保健康复方面有意想不到的效果（图 3－18）。

1. 呼吸系统疾病

西医认为，机体与外界环境之间进行的气体交换过程，总称

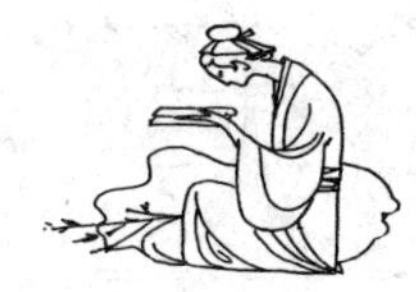

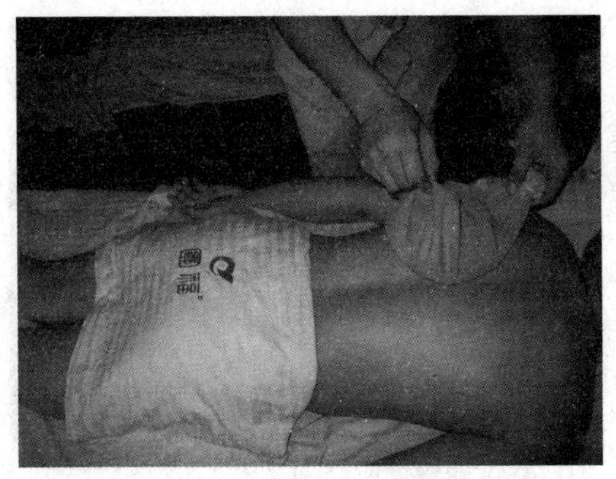

图 3－18　热熨药包烫滚背部

为呼吸。肺是呼吸系统最重要的器官，是机体与外界进行气体交换的主要场所。临床通常把鼻、咽、喉称为上呼吸道，把气管、支气管及其在肺内的分支称为下呼吸道。由于呼吸系统与外界相通，环境中的有害气体、粉尘、病原微生物、致敏原微粒等，易引起呼吸系统疾病。

中西足疗对以下呼吸系统疾病有康复作用。咽喉炎、鼻炎、鼻窦炎、气管炎、支气管炎、支气管扩张症、肺炎、肺气肿、哮喘、感冒、咳嗽、头昏、头痛等。

2. 消化系统疾病

西医认为，人体消化系统包括消化管和消化腺。消化管是由口腔、食管、胃、肠及肛门组成的连续管道系统；消化腺包括涎腺、肝、胰及消化管的黏膜腺等。消化过程包括消化腺的分泌、消化管的运动、吸收和排泄。中西足疗可以促进消化系统的改善，改善消化功能的紊乱（图 3－19）。

中西足疗对以下消化系统疾病有康复作用，牙龈红肿、牙周

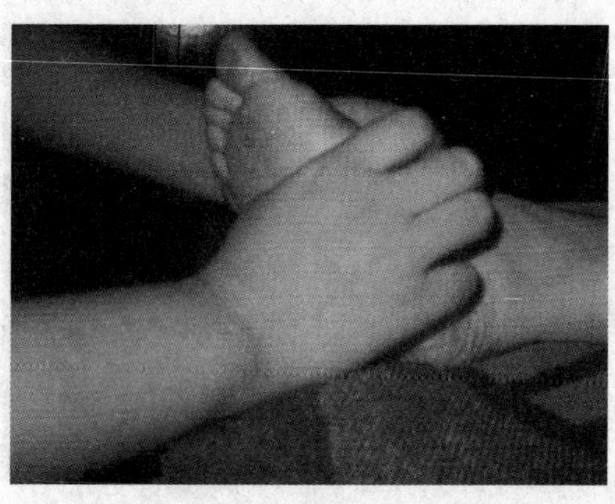

图 3－19　点按足掌刺激点

炎、扁桃腺炎、胃炎、急慢性胃炎、上腹饱闷隐痛、食欲减退、恶心呕吐、胃溃疡、十二指肠溃疡、消化不良、胸满、腹胀满、便秘、腹泻、阑尾炎、肝胆疾病、胰腺炎等。

3. 心血管系统疾病

西医认为，人体心脏和血管构成一个密闭的管道系统。血液在闭密的管道中，朝一定方向不断循环。全身正常的血液循环，保持血液不停地流动，保证了人体新陈代谢的正常进行。如果心脏和血管的形态结构发生变化，常可导致功能改变，引起全身或局部血液循环障碍。

中西足疗对以下心血管系统疾病有康复作用，各种心脏疾病、高血压、低血压、脉压低、动脉粥样硬化症、脑中风后遗症、下肢静脉曲张、偏瘫、脑萎缩等。

4. 内分泌系统疾病

西医认为，人体内分泌系统与神经系统紧密联系，相互作用，是调节机体各种功能、维持内环境相互稳定的两大信息传递

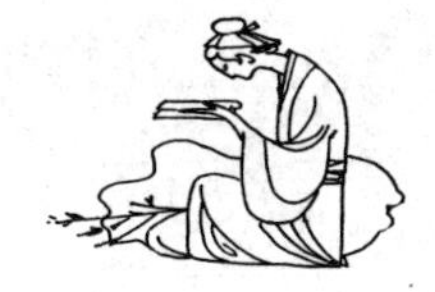

系统。内分泌系统除了几个传统的内分泌腺以外,还包括分布于身体许多器官、组织中的细胞。这些腺体和细胞可以产生激素。激素进入血液后,经过血液循环而对其他器官发挥调节作用和代谢功能。

中西足疗通过足疗相关敏感区域的刺激,对以下内分泌系统疾病有基本康复作用,糖尿病、甲状腺疾病、更年期综合征、月经失调、闭经、肥胖症等症。

5. 泌尿系统疾病

西医认为,人体泌尿系统包括肾、输尿管、膀胱和尿道。泌尿系统疾病很多,但以肾脏疾病最常见。泌尿系统是人体排泄代谢废物最主要的途径,一旦功能障碍,代谢废物积蓄于体液中,内环境的恒定将受到破坏,引起新陈代谢紊乱及各种病理变化,危害人体健康(图 3-20)。

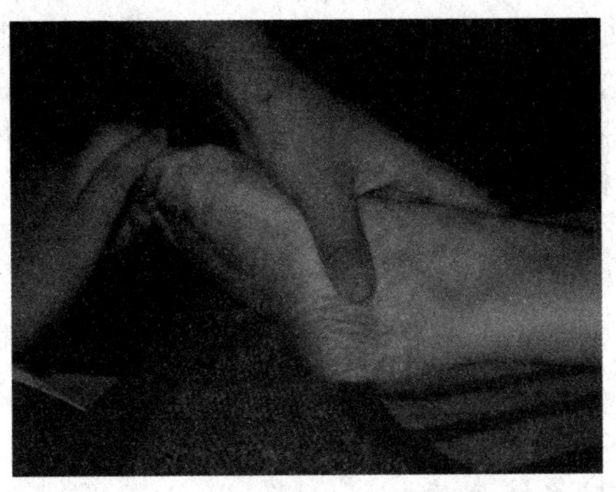

图 3-20　点按推揉足掌侧敏感区域

中西足疗对以下泌尿系统疾病有基本康复作用,变态反应性肾炎、感染性疾病、肾盂肾炎、肾结核、膀胱炎、尿道炎、肾硬

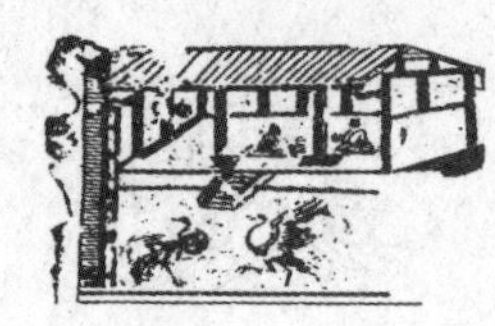

化、肾梗死、尿结石、肾盂积水、遗尿等。

6. 运动系统疾病

西医认为，人体运动系统由骨、骨连接和骨骼肌组成。它构成了人体的支架，并赋予人体基本形态，起着保护支持和运动的作用。此系统的器官约占成人体重的60%。运动系统疾病随着人体年龄增加而增多，而骨质增生、骨变形等疾病易引起人体活动障碍，产生疼痛之症。

中西足疗对以下运动系统疾病有基本康复作用，骨质增生、骨刺、骨变形、骨退行性变、骨损伤、颈椎综合征、落枕、肩周炎、网球肘、腰部疼痛、腰扭伤、腿痛、足转筋、足跟痛、坐骨神经痛等。

7. 神经系统疾病

西医认为，人体的神经系统是机体内起主导作用的系统，是由脑、脊髓相连接，并由分布于全身各处的周围神经组成。可分为中枢神经系统和周围神经系统两大部分。中枢神经系统包括颅腔中的脑和椎管内的脊髓。周围神经系统包括脑神经（共12对），与脑相连，主要分布于头面部；脊神经（共31对），与脊髓相连，主要分布在躯体和四肢。足部按摩能促进神经反射，达到自身调整的目的。

中西足疗，对以下神经系统疾病有基本康复作用，头痛、神经性头痛、高血压头痛、鼻窦炎头痛、失眠头痛、便秘疼痛、三叉神经痛、失眠症、神经衰弱症、眩晕、老年性痴呆等。

8. 免疫系统疾病

西医认为，人体免疫系统主要是淋巴系统和具有免疫功能的脾脏、胸腺、扁桃腺。如果人体免疫功能下降，则很容易产生人体各种系统的疾病（图3－21）。

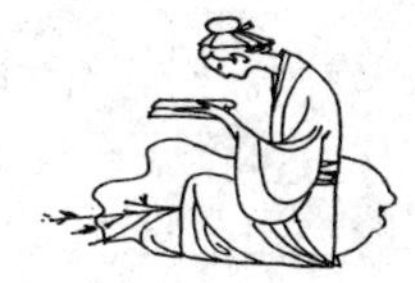

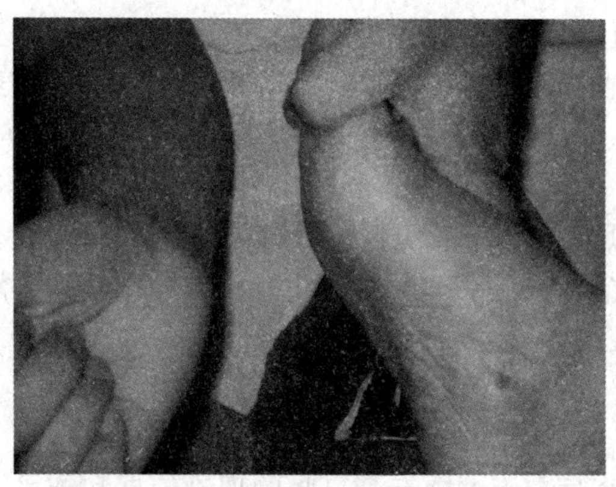

图3－21 半握拳叩打足掌部

中西足疗,对以下免疫系统疾病有良性调节作用,对扁桃腺炎、感冒、过敏性皮炎、过敏性鼻炎、支气管炎、荨麻疹等的恢复均有促进作用。

9. 生殖系统疾病

西医认为,男女生殖系统分别是由不同的生殖器官组成,可分为外生殖器和内生殖器。按其功能又可分为主要生殖器和附属生殖器两部分。主要生殖器即性腺,女性为卵巢,男性为睾丸。女性附属生殖器包括子宫、输卵管、阴道、外阴部等;男性附属生殖器包括附睾、输精管、射精管、前列腺、阴茎等。

中西足疗对以下生殖系统疾病有一定的康复作用,前列腺炎、前列腺结核、前列腺癌、前列腺肥大、尿频、尿急、尿黄、乳腺增生、乳腺癌、子宫颈糜烂、附件炎、盆腔炎、月经失调、不孕、子宫内膜异位等症。

10. 感觉器官疾病

西医认为,人体的感觉器官是指机体内的特殊感受器,这些

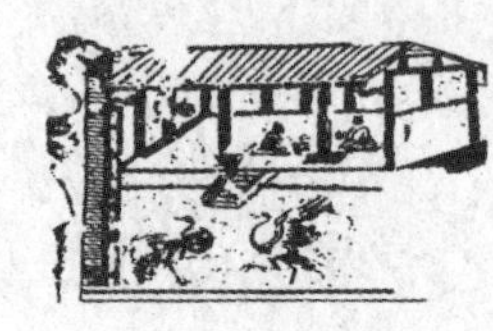

感受器在体内与体表呈先天遗传因素，和外环境所发生的改变结构和装置构成了各种人体因功能所需的复杂感觉器官，如眼、耳、鼻、舌、肤、窍等不同的感觉器，因功能不一样，对内在影响也不一样。

中西足疗对以下感觉器官疾病有基本康复作用，麦粒肿、白内障、青光眼、结膜炎、角膜炎、中耳炎、耳聋、耳鸣、鼻塞、口干、口燥、口腔炎症等。

（五）注意事项

中西浴疗在施术中有其自身的理论依据和施术手法，所以在做浴足按摩时，应注意以下事项。

（1）施术者要经常修剪指甲，清洁双手，避免交叉感染，保持双手的温度，忌用冷手施术。

（2）施术者要随时洞察浴足者在敏感区域的反应，保持手法力度，达到舒适为宜。

（3）浴疗环境应保持通风，空气清新，夏季空气不应太冷，冬季暖风不应太热。

（4）凡足部角质层较厚、痛觉迟钝者，可用温盐水浸泡半小时，角质层较薄者，痛觉比较敏感，浸泡时间可短一些(图3－22)。

（5）施术者在敏感区域应找准敏感点，让浴足者体会到足掌酸、麻、胀、痛感，才能达到康复养生的目的。

（6）凡饭后一小时内切忌浴足按摩，凡按摩后半小时之内，患者要饮用一杯温开水。

（7）女性怀孕和月经期间不宜做中西足疗。

（8）有外伤出血或骨折者不宜做中西足疗。

（9）在浴足后，术者应及时做消毒处理和床单更换、用具更换、通风等。

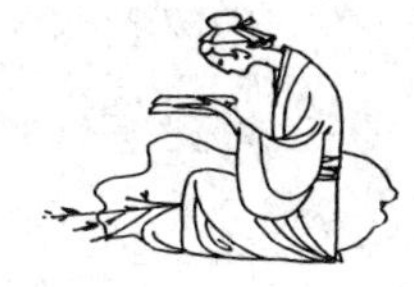

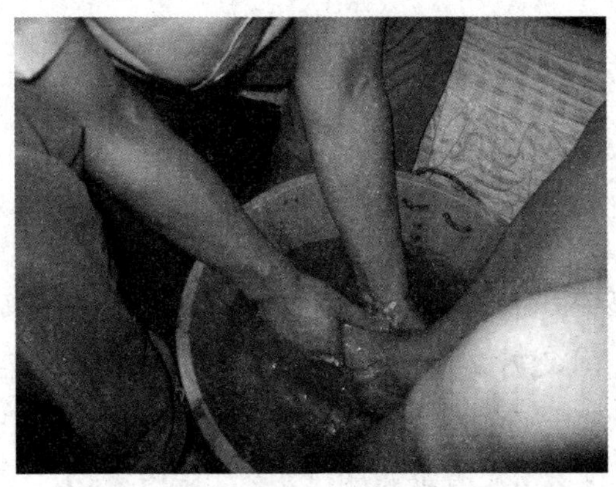

图 3－22　在温盐水中浸泡捏揉双足

三、民间足疗

在中国民间足疗存在的历史较久远，而东西南北的民间足疗方法也不一样。以扬州为代表的是修足、捏足，在巴蜀有影响的是早晚烫足、熨足，这些都是从远古相传的民间足疗方法。民间足疗从发展的轨迹看，有一定自身规律，往往与当地百姓的生活习惯相关联，构成当地民间习俗的一个部分。虽然没有较完整的理论体系，但是在技法操作中，根据每一个施术者的个人实践，将足部的筋、骨与内脏的关系和平素的生活现象进行归纳总结，构成了民间足疗的最原始的理论依据。

民间足疗在广大的乡村和城镇，多数是以地摊游贩的形式出现，其设备简单，手法从单一到复杂均有，遇足疗之疾，无论扭挫伤、鸡眼、足癣、甲嵌等症，都能手到病除，为很多足患之疾的人解除了痛苦。民间足疗方法的丰富多彩，让浴足行业在中西结合方面寻找自身特色时，有许多经验可以从中获取。

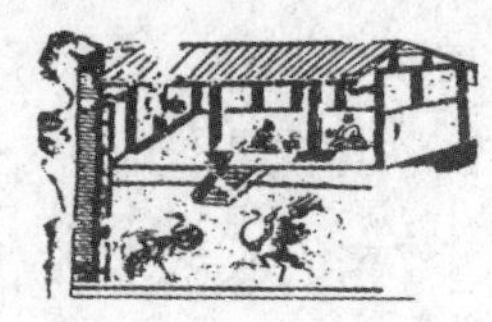

（一）基本程序

1. 民间足疗流程图

①检查足部→②试捏足部→③修足趾甲→④修足掌茧→⑤修足跟茧→⑥挖足鸡眼→⑦刮足癣→⑧捏趾→⑨擦药汁→⑩烫足→⑪浴足→⑫叩打足→⑬摇动足→⑭拔伸→⑮结束。

2. 民间足疗流程图解

（1）检查足部：术者首先是检查顾客的足部，通过一看、二摸、三捏拿知晓浴足者是热毒、硬结，还是癣疹、湿气等足疾（图3－23）。

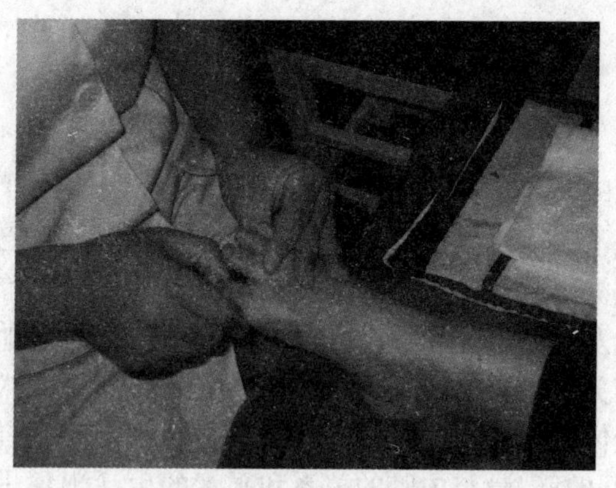

图3－23　检查足部的硬结、癣疹、湿气、鸡眼等

（2）试捏足部：术者握捏住双足部，由足趾往下揉捏至足跟作放送处理。同时进行足掌骨骼的检查，足掌处的硬、结、红、肿、癣是主要检查项目。

（3）修足趾甲：民间的足疗师最擅长修足，其修足趾甲、嵌入

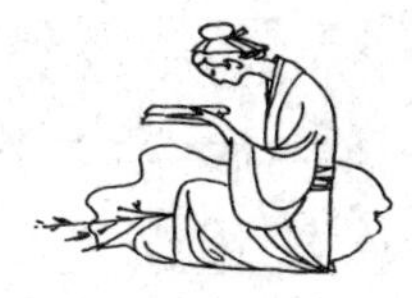

趾甲不但是一门技术,更是一种解决病痛的方法。修足趾甲分为平刀修、立刀修、嵌入修等基本刀法。

(4)修足掌茧:民间常见足疗师用平刀法修理足掌硬茧,削掉多余硬皮,使足掌硬结处不抵压足掌痛处,在用刀削硬茧时,刀法平修适度,切忌伤及足掌内层新肉(图3-24)。

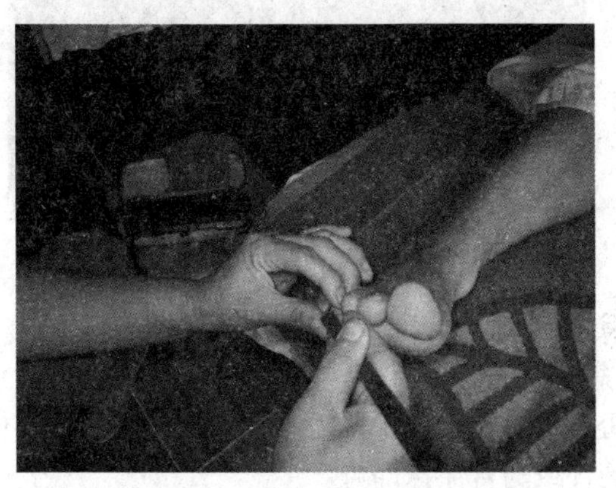

图3-24　用刀修饰足硬结等

(5)修足跟茧:民间修足师常用平刀法修饰足跟部的老茧和硬结茧部位,在削掉多余硬皮、硬茧时,应注意不要伤害内层新肉。

(6)挖足鸡眼:修足师在修理足掌时发现顾客因硬结长期不治而产生足鸡眼,行走时疼痛钻心,一般施术者用刀先削取硬结,然后挖取足鸡眼根部,特别敏感处,可以涂抹止痛药膏。

(7)刮足癣:凡顾客长足癣,奇痒难忍,时间久后便形成硬结,修足师可以用平刀法切削足癣,刮掉硬皮,涂抹药膏,使其重长新肉(图3-25)。

(8)捏足趾:凡浴足者足上长湿疹,奇痒难忍,可用拇指、食

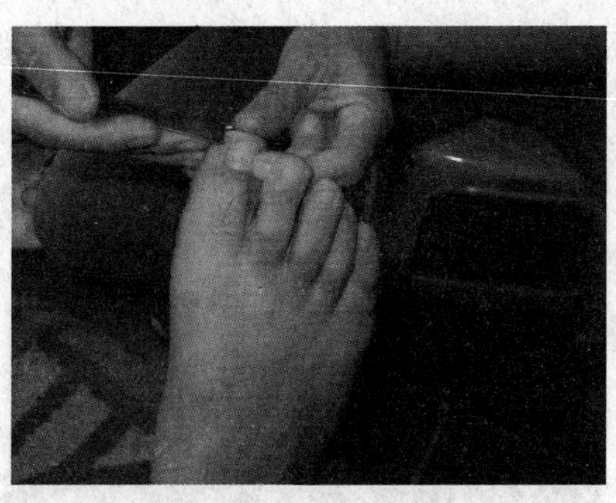

图 3－25　用刀修饰足趾甲等

指对捏浴足者足趾奇痒部位，将足上黄水捏出则痒止。

(9)擦药汁：部分浴足者足上鸡眼削取或足上湿疹严重，癣毒不断，可以擦抹药汁，如杀虫解毒、败火凉血、收敛伤口之品，用药粉、药汁或药膏涂抹即可。

(10)烫足：民间常用早晚烫脚如吃补药之说，将足部用药水烫洗，主要有姜、盐、醋、艾叶、石菖蒲等天然药物。水温不宜过烫，缓慢烫洗双足即可。一般泡洗半小时内即可。

(11)浴足：民间常用花椒煎水、盐姜水或皂角水浴双足，浴足时浸泡时间因人而异，不可太长，防止损坏双足健康皮层。

(12)叩打足：该法是民间足疗常用的手法之一，用单拳或双拳不停地有节奏地叩打顾客足部，达到松解足部肌骨的作用。

(13)摇动足：民间足疗中常见的手法之一，术者一只手握住浴足者足掌，另一只手左右、上下旋转摇动足部。

(14)拔伸：施术者一只手握住顾客足腕部，另一只手拿捏拔伸足掌或足趾部，一般关节有响动即可。

(15)结束：民间足疗结束时，有的足疗师以清洁为主结束，

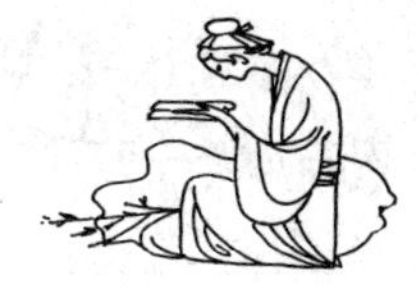

有的则以拍打、捶叩结束，有的是涂抹药膏药汁结束，不同的足疗性质用不同的结束方式。

（二）基本手法

民间足疗的基本手法大致分为三大类，有修足类、刮足类、捏足类。而每一类手法都因不同的方法，产生不同的康复养生作用。在实践中民间足疗实用性和有效性应该肯定，构成足疗行业中传承最远、习俗最深、百姓最欢迎的一种方法。

1. 修足类

（1）平刀法：施术者选用自制的平口刀，对足掌硬茧、硬结、足趾甲进行修饰。其用刀手法：进刀缓、运刀稳、行刀快、落刀收刀干净利索（图3－26）。

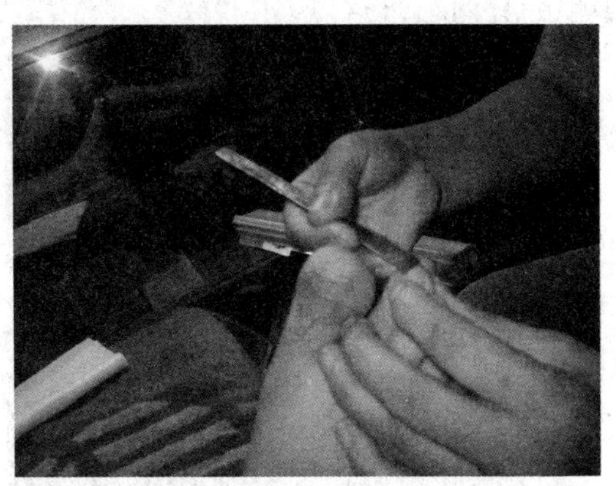

图3－26　平口刀修饰足掌硬茧及足趾甲

（2）立刀法：施术者选用自制的小口刀，对足部坚硬之结、足趾甲厚硬处进行立刀修饰。其用刀手法：手稳有力、行刀果断、收刀到位。

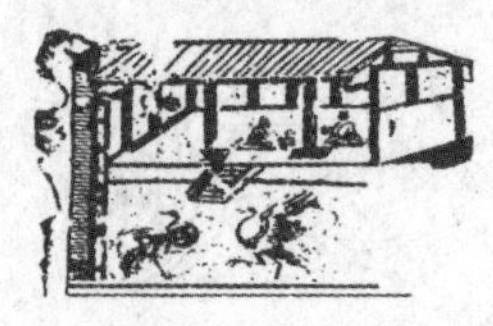

(3)嵌入法:施术者选用自制的三角刀,对足趾甲嵌入部采用深部修饰的方式,削除硬结,使顾客足部舒适轻松。其用刀手法:眼准刀准、用力缓慢、推进适度、收刀滑快、不留伤痕。

(4)挑刀法:施术者选用自制的尖刀,对足掌硬茧、足鸡眼、足癣等使用挑刀法修饰。其用刀手法:刀尖准、行刀快、落刀稳、收刀尽。

(5)斜刀法:施术者选用自制的斜边刀,对足掌、足趾甲进行斜刀修饰。用刀手法:斜刀锋利、行刀果断、落刀干净、收刀完美。

2. 刮足类

(1)刮足趾:施术者用自制的金属刮,对足趾丫进行来回刮动,将足趾湿气、湿疹、湿毒刮出水液。刮刀手法:刮痒除泡、刮泡溢水、除湿爽足(图3-27)。

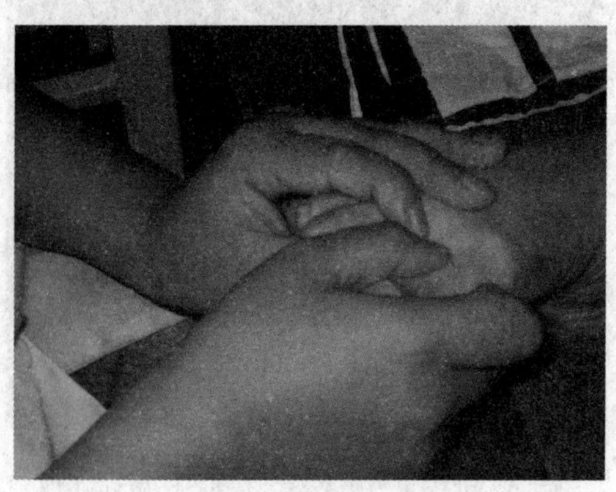

图3-27 检查足趾的疾病类型,采用不同的刮足方式

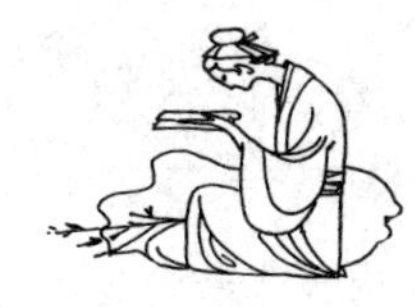

(2)刮足掌:施术者用自制的竹片刀,对足掌进行来回刮动,将足掌的硬茧、皮屑等刮除。竹片刀手法:刮茧削皮、止痒软坚、刮摩足掌。

(3)刮足跟:施术者用自制的白木片刀,对足跟进行来回刮动,将足跟的骨刺、筋结、隐痛消除。白木片刀手法:刮跟镇痛、刮软筋结、活血化瘀。

(4)刮足背:施术者用自制的玉片刀,对足背进行来回刮动,使足背的痉挛,足伤得到康复。玉片刀手法:刮揉结合、弹筋动骨、祛寒舒筋。

(5)刮足腿:施术者用自制的牛角刀片,对足小腿来回进行刮动、刮顶、刮压,将足小腿的筋寒、筋痛、筋缩等症消除。牛角片刀手法:刮力适度、顶压有序、松肌健骨。

3. 捏足类

(1)捏足趾:施术者用单手或双手拇指、食指、中指对捏浴足者足趾,并用挤压、捏揉或复合手法,将足趾侧的湿气、水泡除尽止痒。

(2)捏足掌:施术者单手或双手握捏、拿捏、挤搓捏浴足者双足掌,有利于振骨,活血强筋。

(3)捏足跟:施术者双手挤捏、揉捏、压捏足跟部,使浴足者足跟骨刺、骨痛、骨冷得到消除,有利于活血消刺,挤骨通络(图3-28)。

(4)摇足腕:施术者一只手拿住足腕部,另一只手拿住足前掌,然后摇动足腕部。可舒展足腕筋脉、活动关节、松解痉挛。

(5)拔伸足:施术者分别从足趾到足掌、足腕拔伸。拉动足部关节处,使骨筋松解、伸屈自如,有利于消除疲乏。

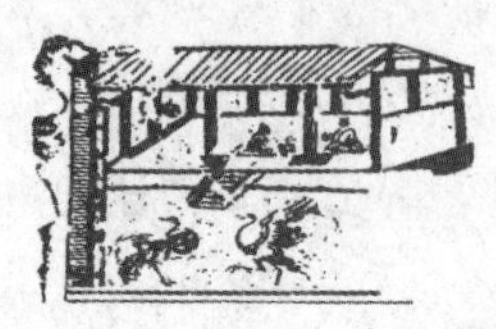

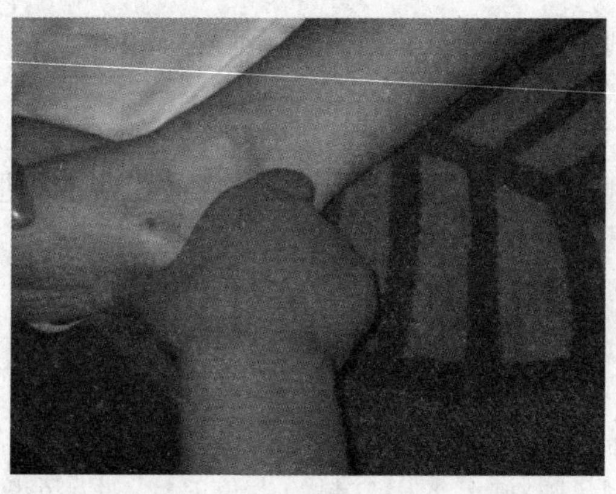

图3－28　用手指压捏足跟部，力度直达足跟骨

（三）基本原则

从民间足疗的体系看，其理论依据主要来源于传统中医理论，更多的是无数足疗师的临床经验总结。在实践的基础上形成一套较为完整的民间足疗基本原则。

1.具有刀切顽痞，根除痛源的作用

民间的修足师，无论是家传或跟师所学，在基本的足疗原则中，都是用不同工具、采用不同刀法清除足掌上的足鸡眼、足硬结、足甲嵌等影响人体足部行走的足上疾病。从表面的清除到深部挖掘断根，切皮断肌、削恶除痞才能生肌断续，重整足掌肌筋骨，恢复足部健康。刀切顽痞、根除痛源的作用，是无数修足师的经验总结。凡人体中因不良的行走习惯和足部畸形，造成严重的足鸡眼和足硬结或足甲嵌，必须用刀切、刀刮、刀挖之术，清除足部疾病，快速地达到消除痛源，行走自如的目的。修足刀切顽痞不同于西医的小手术，与华佗的刮骨疗伤相似，有经验

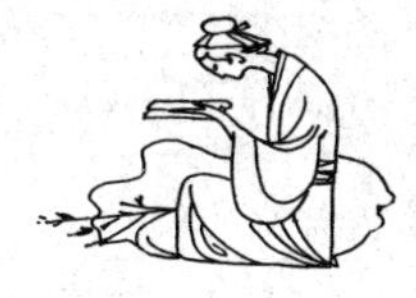

者,刀切顽痞而不伤筋损骨,是民间修足师的高超技法所在(图3-29)。

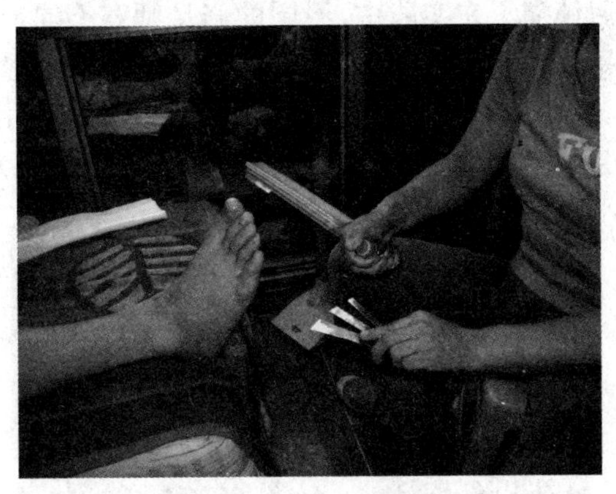

图3-29　修足前的准备工作

2.具有除茧削癣,消硬软结的作用

民间的修足师在对浴足者足掌的检查中先看足茧大小、厚薄,再摸足茧的硬软程度,问浴足者痛痒方式,最后确定足茧的切削多少。正确的除茧削癣是应不伤筋骨。一旦癣块较硬,可用刀具削薄,方便药物涂抹,又利于新肌重生。修足师的刀法平削,层层剥皮,步步到底。生活中也有浴足者喜爱常削常消,不断除茧削癣成为个人生活中的乐趣。凡有经验的修足师,在第一次除茧削癣时,刀锋不会太深,面积不会太大,缓慢切入,视浴足者耐受情况而施术,这样才能既不伤其足掌肌筋骨,又达到康复修足的目的。

3.外抹药汁有治伤,止血止痒的作用

民间足疗,在选用治足鸡眼、足癣、足干裂、足硬结等症的外

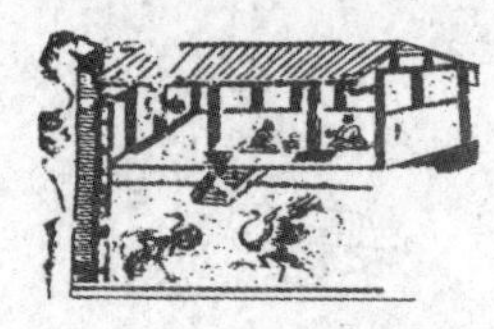

用植物药时，其外组方原则是清热解毒、杀虫止痒、败火凉血、化腐生肌等。特别是用修足刀削之术，动根治本，偶有伤肌血溢，需止血生肌镇痛。在实践中，不同的修足师和不同地区的足疗师习惯的用药和施术完全不一样，但辨证用药和对症用药是其基本原则，一般选用具有治伤、止痒、止痛的特殊作用的组方。外用药物是近处疗伤、远处调理内脏的好方法（图 3－30）。

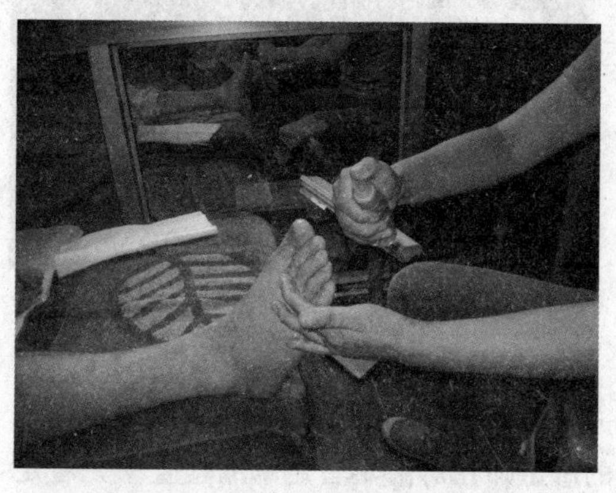

图 3－30　在修足中应用药物消毒止痒等

4. 刮足有活血通络，止痒解痉的作用

民间足疗在采用多种方法刮足时，不同的质材，对于足部的刮足保健养生，有不同的功效及作用。特别是刮足的手法运用，在刮顶、刮压、刮拨、刮揉的作用下，对于足掌部的活血通络有直接的作用，使足部皮肤红润充血、经脉舒展。对足湿气、湿毒瘙痒或足掌感受寒邪痉挛者，选用刮足之术可以达到足部止痒解痉的作用。

足疗刮法在民间广泛运用，因为足掌肌筋部的孙络血管适合刮法，故有“重刮入筋骨，轻刮在皮毛”之说。民间足疗刮法具

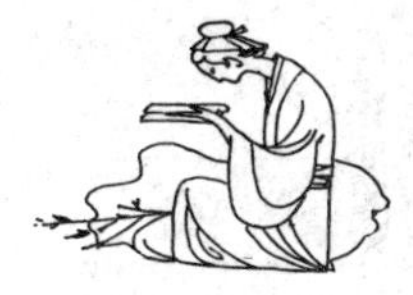

有活血通络、止痒解痉、康复足掌的基本作用。

5. 有捏足正骨，舒筋缓痛的作用

民间足疗在捏足正骨中，首先是捏足的手法到位、力度到位，最后才是养生到位。手法的基本原则是捏三下、重捏一下，即“三轻一重”呈节奏感。力度到位是捏肌透骨、捏肌揉筋、捏表入里。力不在点上而散在表面上等技法原理运用。民间足疗主要是解决足部疲乏、恢复力量为主，通过足疗达到足部养生，活跃足部气血经脉，充盈足部的远端血行(图 3 – 31)。

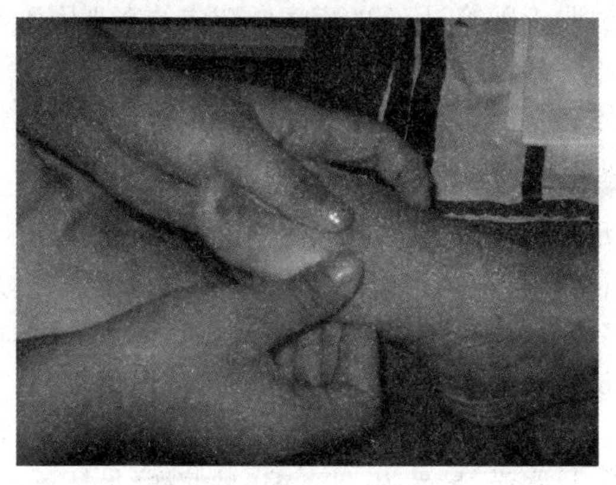

图 3 – 31　用双手拿捏足趾底部，捏肌透骨

民间足疗在舒筋缓痛中有一定作用。民间足疗的舒筋，在于舒展、舒散、舒适等基本手法的运用，达到筋脉有力、散寒止痉的作用。缓痛，在于祛寒通络、活血化瘀在足部按摩的运用，达到消除隐痛、镇痛的作用。

(四)基本治疗

民间足疗的基本治疗范围，主要是对足部的疾病产生直接

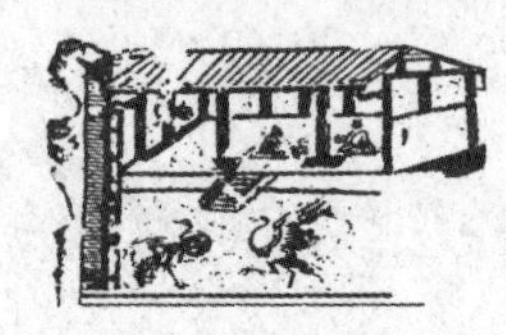

作用,特别是对因长期足部穿鞋不当,有扭挫之伤和恶毒癣证、湿毒下注等体内病变,及体表疾病有治疗和康复作用。人因直立,全靠足行。足上生疾,虽为小病,但隐痛不断,似为内脏之隐患。民间足疗在以下几个方面有治疗调养作用。

1. 足部外疾

民间足疗师认为,足部的疾病主要是因穿鞋不当或生活习惯、行走习惯、外伤等因素引起,而主要的外疾是:足扭伤、足骨折后遗症、足鸡眼、足硬结、足疮、足甲嵌、足变形、足粪毒、足溃烂、足咬伤、足毒肿等,足部的疾病所造成的客观因素不同,发生的原因也不一样,在提供治疗时的手法和基本原则也不一样,故应辨证施术,对症施治。

2. 足部内疾

民间足疗师认为,足部的疾病,有很大一部分是因内脏病变所产生的,主要与直接相连的足三阴、足三阳经脉相关,特别是老人,更多的是和肝肾亏虚相关。所以,我们认为民间足疗在很多疾病的最初反映中,都与足掌生病、足部乏力相关。其主要足部内疾是:足肿胀、足隐痛、足乏力、足湿气、足瘙痒、足癣、足寒冷、足转筋、足跟痛、足骨刺、足萎缩、足偏瘫、足坏死、足疮毒等。足部内疾,在足上的表现症状完全与内脏疾病相关,从民间诊断意义看,既有外界之因,也有内因所为(图3-32)。

3. 足部常症

民间足疗师认为,人体常见之症多与足部相关,如寒从足起,易生寒证;毒从足窜,易感外邪;虚自足上,乏力痿痹等。外邪侵犯足部寒、热、暑、毒、燥火都是伤害足部的原因,而人体内心、肝、脾、肺、肾出现的严重之症或疑难之症,也常有足部的症状出现,形成人体足部常见的病症是:感冒足乏力、感冒足寒冷、

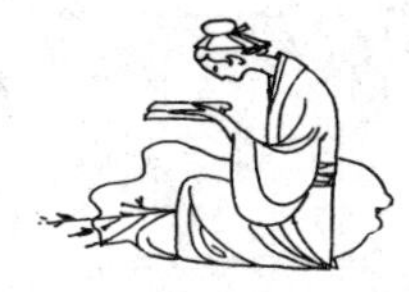

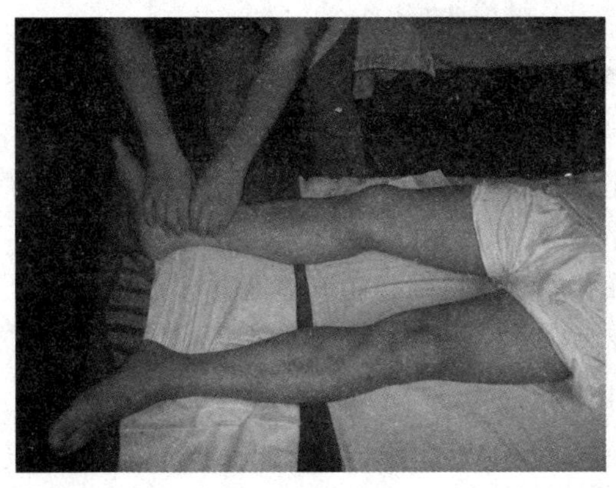

图3－32　双手拿捏足三阴，由下往上拿捏

消渴证足酸软、肾虚之证足微肿、膀胱热毒足红肿、肝郁气滞足无力、神疲乏力足无劲、心气虚衰足麻木、脾胃虚弱足胀痛、肝肾亏虚足跟痛、风湿关节足游痛、湿热下注足湿痒等。足部的常见症，往往和人体的内脏疾病相关连，人体在发现病变时，足部是第二个病变的窗口，故有“识足看养生，摸足知健康”之说。

（五）注意事项

民间足疗根据自身的特征、特色、特殊手法，在实践中有不同的注意事项，大致分为修足类、刮足类、捏足类，这三类也是民间足疗的核心。

1. 修足类注意事项

（1）应当注意每一位顾客的足部症状表现，从嵌甲到足鸡眼的严重程度，从足茧到足癣的病变反映，提出修足的用刀分寸和细节把握，避免刀切太过，伤及真皮。

（2）严格的用具消毒和患处杀菌工作。避免感染、避免术后

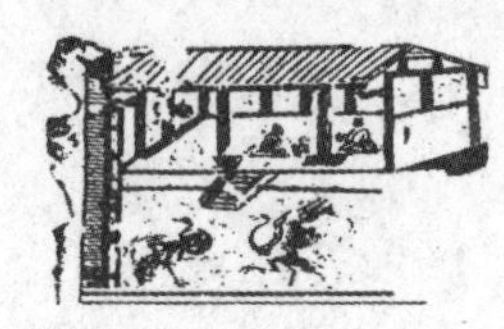

的不良反应。清洁消毒在民间常用白酒进行,或用火烧刀具进行。无论怎样消毒,不产生后遗症为最佳方案。

(3)每一位浴足者修足完后,应在患处做按摩指压检查,如有不适,可做进一步治疗或足疗按摩。避免硬结未消,将新伤、新肉强行挤压致痛。

(4)凡有严重的足部疾病或疼痛者,应配合必要的中西医治疗和中药外敷、外贴治疗。避免延误时间造成足部更大伤害。

2. 刮足类注意事项

(1)在民间足疗中,用术者指刮或器材刮足,应充分掌握力度和所刮部位的刺激点,避免粗暴猛刮伤及足部筋骨。

(2)在刮足时,适当地配制润滑油或凡士林、油膏等辅料,避免干燥的手指或器材接触皮肤刮动,以免损伤足掌表皮(图3-33)。

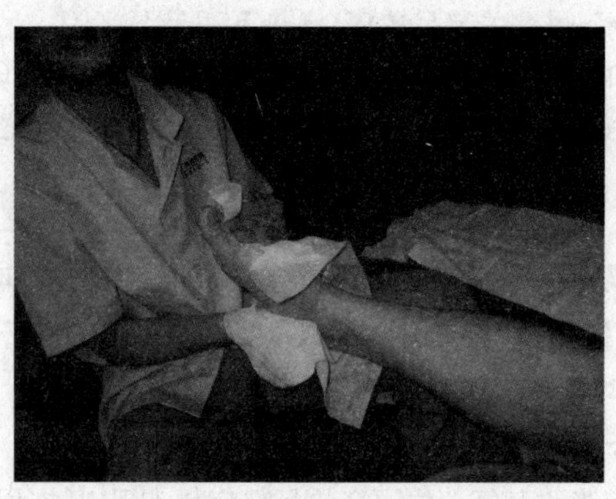

图3-33 用毛巾擦洗足部油膏等

(3)在刮足时应顺筋、顺骨、顺肌刮动,避免逆向或横向刮动,防止产生不适的感觉。

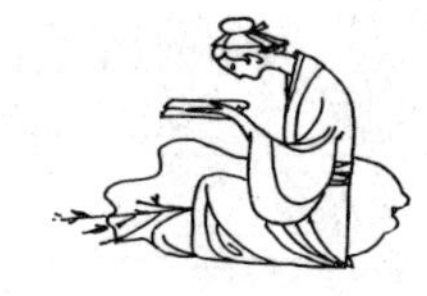

（4）在刮动足掌时，浴足者有不良反应时，可以停止刮动。此时应捏揉足掌，放松肌筋骨，然后逐渐由轻到重缓慢而有度地刮动。

（5）在每次刮动完后，应对浴足者足部做一次检查或揉摩、拍打放松即可，避免有不适、痛感长留足掌处。

3. 捏足类注意事项

（1）捏足时轻重缓急适度，应有三轻一重，缓长急短的节奏方式进行。避免重不在点，轻不在面的无序感觉，让浴足者不适应，生反感之意。

（2）对足部疼痛处捏揉有异常变化时，应先检查再捏足，避免使足部症状加重。

（3）对足趾的湿毒挤捏，应防止血液溢出。对伤口应用消毒液及时处理，避免感染。

（4）在捏足时，应用复式手法，即捏揉、捏挤、捏按、捏压、捏顶等手法（图3－34）。

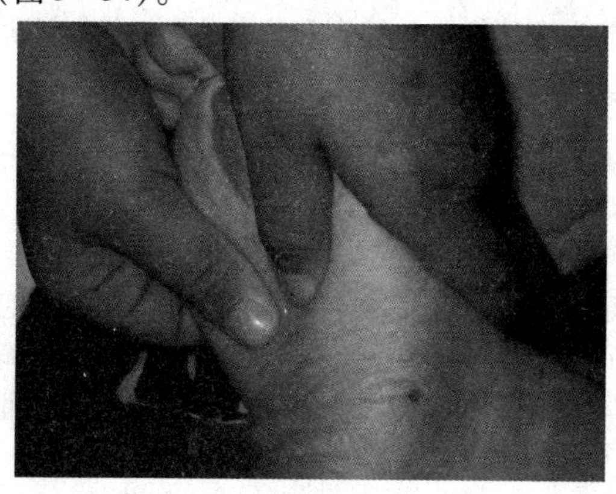

图3－34　双手拇指捏揉足掌、足心处

(5)在捏足施术后,对浴足者足部做清洗消毒、润肤处理,避免足部干燥不适,防止足疲劳未解,出现足隐痛。

四、功能足疗

功能性足疗,在很大程度上主要运用于中医的外治沐浴领域,极少在浴足行业使用。但是随着浴足行业的创新,一部分浴足店也陆续推出如补肾浴足大法和美容养颜浴足等。用特殊和功能的唯一性、专一性吸引浴足者,让浴足者在感觉一般的保健浴足中,提升到特殊的功能性足疗。但是众多的浴足店缺乏真正的专家指导,在创新的浴足程序中和专职培训中,还缺乏理论探索和实践中的技能发挥。传统的中医药外治法,也多散落于民间,虽然有不少专著涉及足浴,但是在具体的应用中能使浴足店提高功能足疗的参考资料是少之又少。笔者从中医药实践出发对浴足行业的未来发展分析,总结出较为完整的功能足疗方法。希望能为浴足行业从健康和规范发展,走向创新发展和特色发展,起到抛砖引玉的作用(图3-35)。

(一)基本程序

1. 功能性足疗流程图

①洗足→②检查足部→③四诊查体→④药物浸泡→⑤正骨舒筋法→⑥调阴降逆法→⑦平阳消渴法→⑧活血镇痛法→⑨大补肝肾法→⑩清洗双足→⑪益脑养神法→⑫修正脊椎法→⑬束肌宽胸法→⑭肾部保养法→⑮结束。

2. 功能性足疗流程图解

(1)洗足:施术者用洗涤剂或香皂清洗顾客双足,解除疲乏,

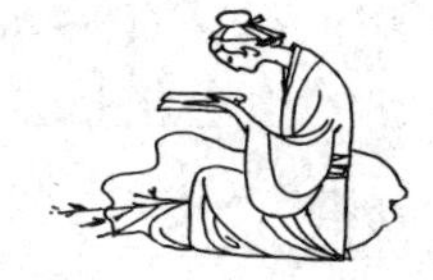

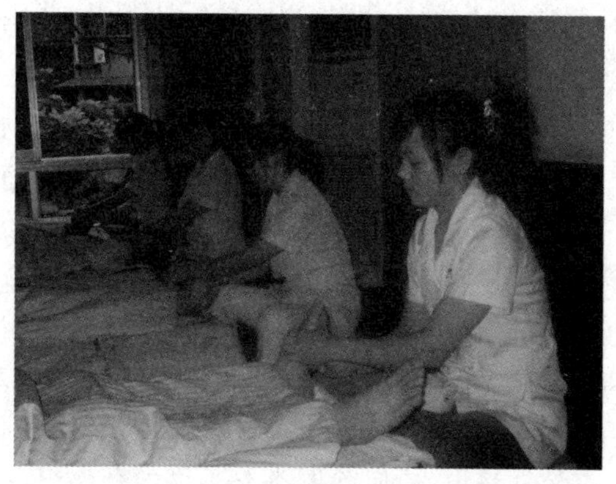

图 3－35　专业功能足疗从足掌开始

清洗双足臭气和足尘，使浴足者感到轻松自然，休闲减累，身心彻底地放松（图 3－36）。

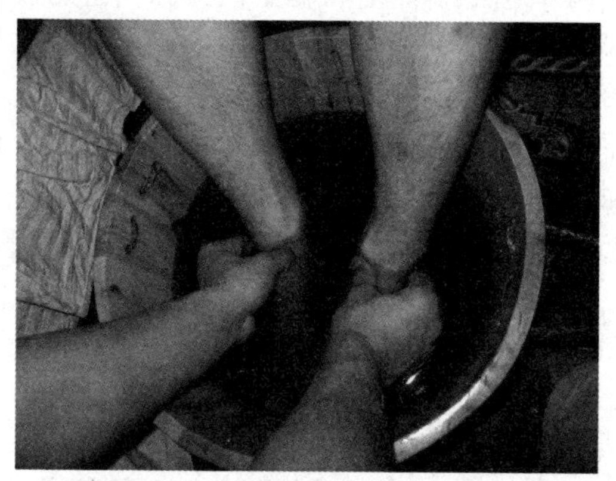

图 3－36　在洗足中揉捏放松双足

（2）检查足部：施术者擦干双足，做功能足疗的足部检查。采取一看二摸三问四顶五摇之法，对足趾、足掌、足跟、足腕作全

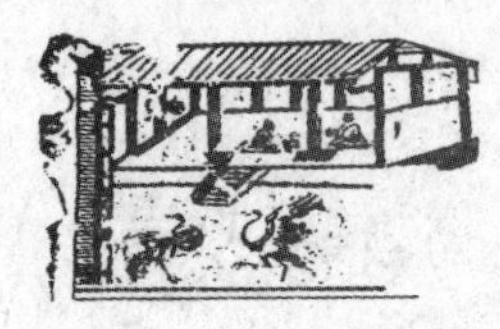

面细心的检查分析判断。既有敏感区域的全息胚确定,更有中医经脉内脏的辨证思维,达到检查准、治疗稳的目的。

(3)四诊查体:施术者利用中医药传统诊法即四诊,望、闻、问、切之术,对浴足者施行中医的基本诊断。望舌、面与望足掌结合;嗅汗气、口气与足气、足臭结合;问内脏、饮食与足行、足累结合;切手脉与摸足脉(三阴交下方处)结合。达到全身综合性诊断,使功能性足疗能达到养生的目的。

(4)药物浸泡:不同的诊断结果选用不同的中西药剂,以浸泡双足使用。分别有清洁杀菌类、清热解毒类、活血化瘀类、补益强身类、正骨舒筋类、追风除湿类等不同的药物组方。

(5)正骨舒筋法:施术者采用对足趾、足掌、足腕、足膝的正确舒筋手法,对下肢关节牵引、屈伸和下肢筋经弹、揉等手法运用,达到正骨疗伤、舒筋缓痛的目的。

(6)调阴降逆法:施术者根据中医经脉气血关系的理论,对下肢施行调阴揉捏、降逆点按穴位。对心脑血管疾病、三高症能起到一定的治疗作用。

(7)平阳消渴法:施术者采用平衡阴阳之法,对下肢湿热、足疲劳的消渴病患者,选用滋阴平阳的足底按摩法,对涌泉穴、行间穴、足十宣、足奇穴等施行顶、压、捏、揉之法,达到平阳消渴目的。

(8)活血镇痛法:施术者采用对足部膝关节拍打、捶叩、拿捏、舒筋之法。从足趾到下肢筋骨,起到对风湿寒痹、酸软隐痛的镇痛效果。

(9)大补肝肾法:施术者采用对足部和腰部穴位的推拿按摩,通过对足三阴、足三阳的调理,起到对肝肾经脉、经穴的补益作用(图3-37)。

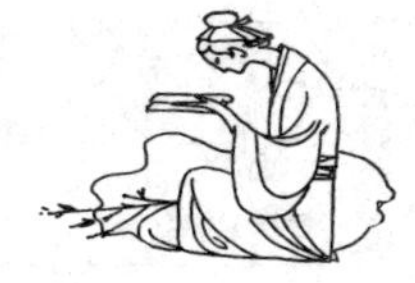

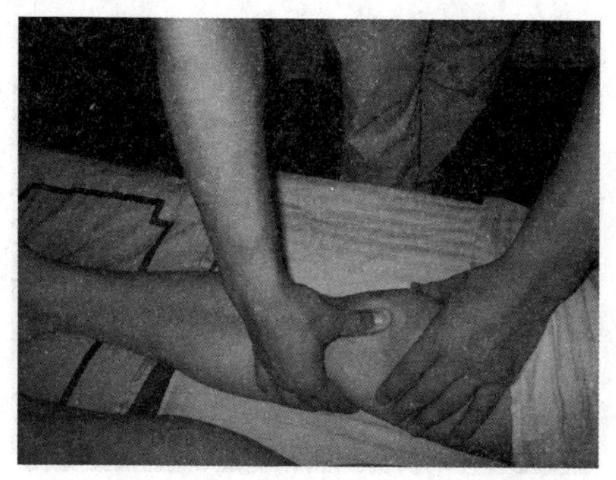

图3－37 术者用大拇指分推点按足三阴、足三阳

(10)清洗双足:施术者用清水及香皂清洗足部,将足浴按摩中的油污除掉,同时也放松足部,缓解重点按顶等重手法产生的不适感。

(11)益脑养神法:施术者用手指推、指揉、指按、指顶等技法,对头部相关穴位进行治疗。起到醒脑开神窍、益脑活血的作用。

(12)修正脊椎法:施术者用手屈指顶、压、点、按和肘关节重压等手法修正脊椎,同时采取颈、胸、腰扳拔之法,活动关节脊椎,达到松缓脊椎、放松脊压、减轻疼痛等作用。

(13)束肌宽胸法:施术者用手掌、手指在顾客腹部做点揉、掌揉、捏拿、捏压等手法。达到收缩腹肌、放宽胸部、顺气调肠等作用(图3－38)。

(14)肾部保养法:施术者用手掌、手指半握拳状对顾客腰部、小腹、外阴部做按摩推拿、点揉等手法,达到对肾部保养调节作用。

(15)结束:施术者结束时应放松顾客肩部,用叩拍、捶打的

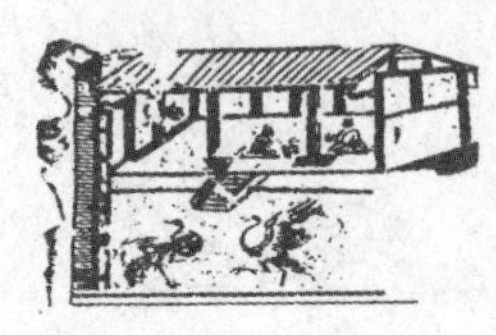

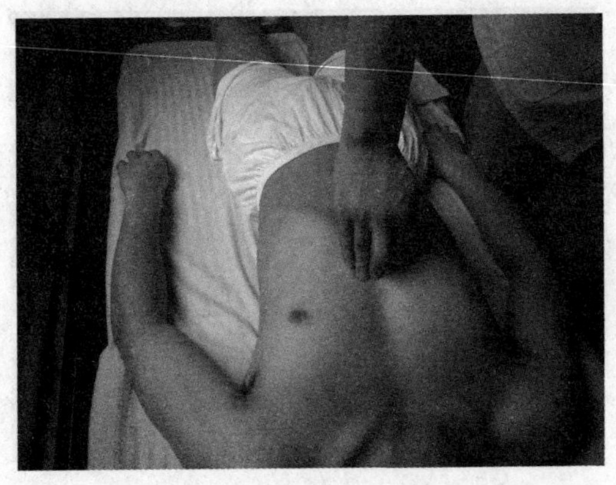

图3－38　术者用掌或半握拳从上往下宽胸揉摩

动作结束全部足疗按摩及全身按摩，放松肌肉。

(二)基本手法

功能性足疗的基本手法，除了对足部穴位、肌腱筋骨舒理外，其主要作用是对全身的经脉气血调理，达到阴阳平衡，使脏腑气机调和。

1. 按穴类

(1)按足穴：施术者用指或屈指按足部穴位，让穴位在酸麻胀痛的经穴传导中，达到穴通经连、调节脏腑的作用。

(2)顶奇穴：人体中足有奇穴，背有奇穴，奇穴分布较广。施术者用手指或屈指顶刮、顶按、顶压奇穴，能外调正经、内养脏腑。

(3)点揉经穴：人体全身经脉有众多经穴，沿经穴点揉，有利于疏通经气、沟通脏气、降逆腑气、滋养人体正气(图3－39)。

(4)按压主穴：人体的经穴，在功能足疗中，有主穴主经之

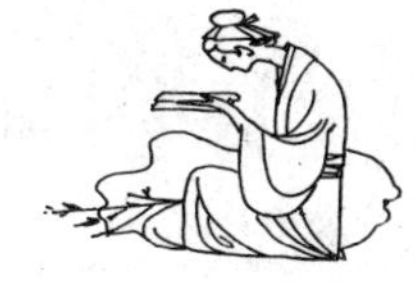

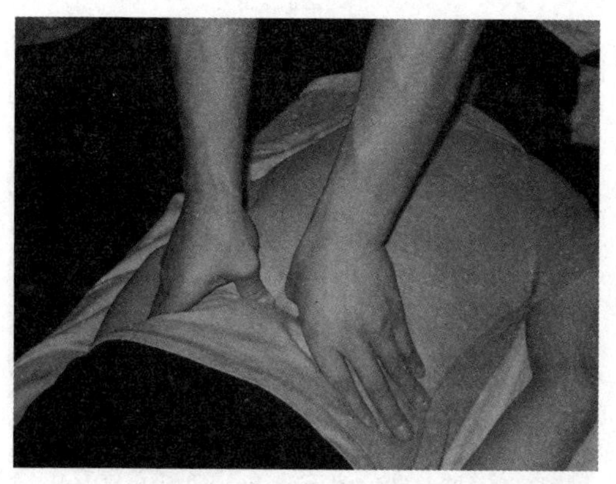

图 3－39　施术者用拇指点按腰眼穴，分推腰部

分。按压主穴是针对人体内脏功能治疗所采取的施术方法。

（5）指掐足尖穴：人体的足尖穴，主穴为十宣穴，而足尖四周有无数的奇穴。施术者用指掐足尖，缓慢掐揉、掐按、掐压等手法，使足尖之穴深透入脉、入骨、入脏达到上下、内外调节的目的。

2. 舒筋类

（1）舒足筋：人体的足部由足筋连接。施术者梳理足筋，有以筋散寒、平筋解痉等作用。

（2）揉小腿筋：施术者用手指揉拔、揉按、揉压小腿筋，从上而下，或从下而上的施术。达到舒缓筋痛、松肌活血、强筋壮骨的作用。

（3）拿大腿筋：施术者用手掌拿捏浴足者大腿筋，轻拿重捏然后紧力一松，即可弹拨。拿筋、拿肌、拿骨，可顺腿自上而下施术。达到足三阴调养，有益肝肾经脉舒展。

（4）弹拨肩胛：施术者用手指深掐肩胛肌，手感硬筋，然后微

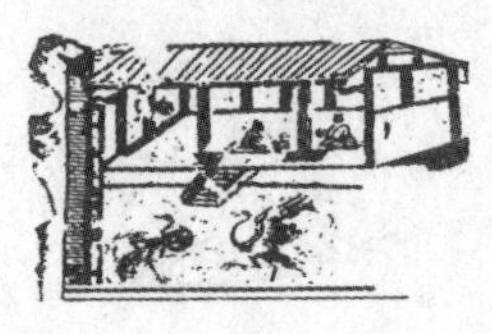

扣弹拨。一拿一掐一放手，使浴足者寒筋舒展，背寒背痛消失（图3-40）。

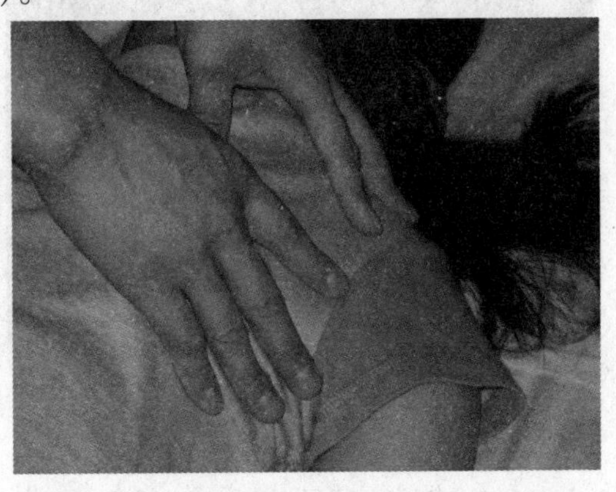

图3-40　术者用手指弹拨肩胛处

（5）揉捏全身筋：人体中筋脉有几大分布，颈肩、四肢、腰侧、手臂内侧、大腿内侧等。施术者揉捏各处筋脉，有利于舒肝理气，消除人体经脉中的气滞、气结、气郁，达到气畅筋缓、气顺筋健的目的。

3. 正骨类

（1）掐趾骨：施术者用手指拇指、食指对掐趾骨，从足尖至足趾根部。掐重揉轻，力透足趾骨即可。

（2）捏掌骨：施术者用单手或双手掌拿捏、拿挤、拿握足掌骨部。拿轻捏重，拿快捏慢，力度持久，缓缓稳力即可。

（3）摇足腕骨：施术者用一只手握住足部，另一只手握住足前掌做左右、上下、旋动摇摆和拔伸。摇慢、拔快，力度适中即可。

（4）拍膝关节：施术者用手掌拍打、振叩膝关节处，拍力由轻

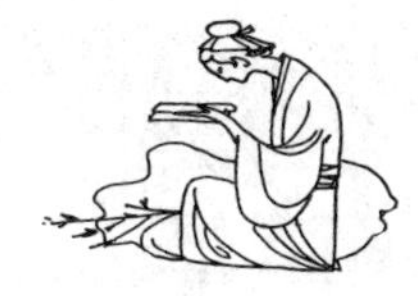

到重，振叩由重到轻，施术至肤热为度。

(5)动下肢骨：施术者双手握拿足部，对下肢弯曲、伸展，浴足者应平卧配合。动摇、拔伸抖、屈压、左右扳，切忌用猛力(图3-41)。

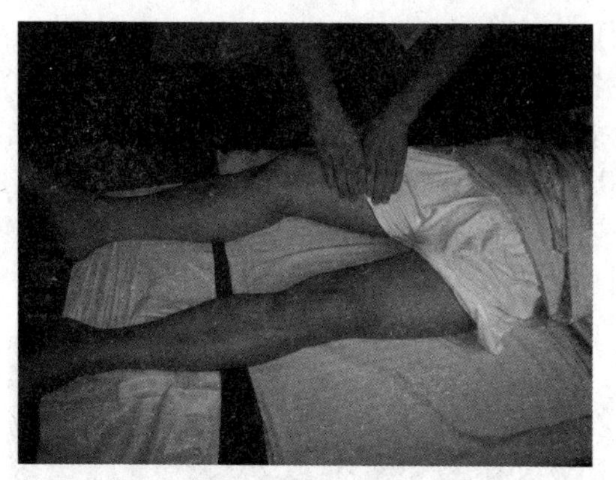

图3-41　施术者双手拿捏下肢大腿部，从上往下操作

(三)基本原则

从功能足疗的人体康复原理看，其主要理论是中医药的理论，根据不同人的功能康复和经验总结，独创出功能足疗的不同性质和基本原则，主要分为以下几个方面：

1. 有治疗足损伤的作用

在生活中人体的足部损伤分为足扭伤、足骨折、足外伤等多项直接产生的足部常见病，从足部的原因看，往往是足肌受伤或足筋受损或足骨错位等。功能足疗首先是对足部损伤的性质作判断，对损伤的部位作确定，对损伤的疼痛作了解，然后采用功能足疗之法。该禁揉的不揉，该重掐的不轻掐，达到治疗足损伤

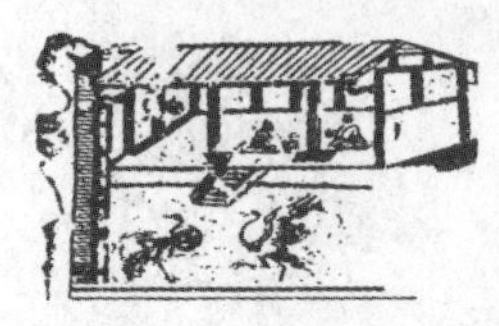

的目的。舒筋活血在于点按足部穴位，远端重掐止痛。功能足疗直取患部，作用于足部疗伤康复，其作用明显，效果极佳，有利足损伤全面康复。

2. 有降三高的作用

在人们生活中，越来越多的中老年人患高血脂、高血糖、高血压等，引起头昏、头痛、心律不齐、心烦意乱、颈肩隐痛、失眠多梦等。功能足疗直接作用于足部经穴，有降三高的作用。降三高的基本原理，在于足部穴位的调节和刺激能使下肢血流加快，调节血压。活动下肢关节，可避免阴阳失衡、血气上逆。功能足疗可达到平阳扶阴、降逆和中的目的(图 3－42)。

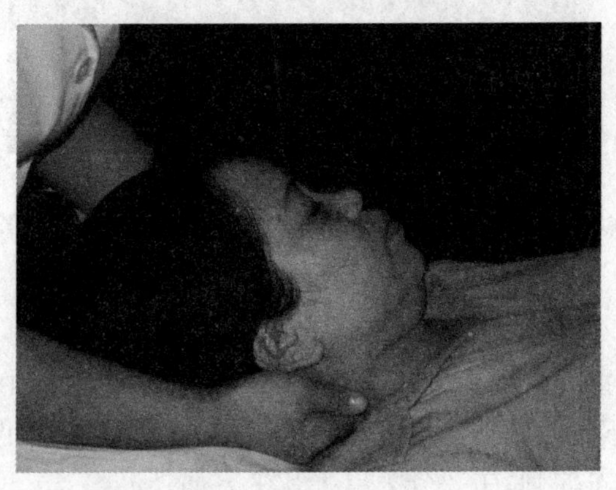

图 3－42　术者用中指放在风池穴处，顶按脑后部位

3. 有治消渴的作用

中医称消渴，西医称糖尿病。中医认为消渴分为上消、中消、下消之症。上消者，心肺阴虚火旺而成消渴；中消者，脾胃阴虚，燥热所致，口干苦而成消渴；下消者，肝肾阴虚、湿热下行所

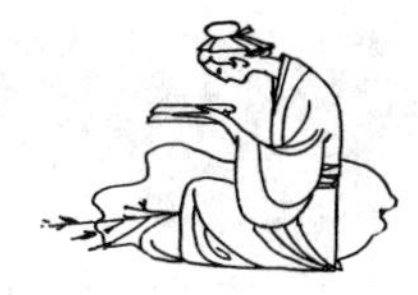

致，尿频、尿黄而成消渴。在临床实践中，凡消渴患者，一般都出现足部疲乏无力，严重者出现下肢溃烂、水肿、萎缩等。功能足疗从人体足部活血通络开始，由下往上，逐渐上行至胸腹部，抑阳扶阴，滋阴生津。功能足疗能上调内脏、泻火、败火、养阴补虚，下调能通便、利尿、利湿健脾，达到调和阴阳平衡的作用。

4. 有追风祛湿的作用

人体四肢易受风寒、暑湿、燥火侵袭，出现四肢关节疼痛、关节寒冷、关节潮热痛风、关节酸软乏力等。人体易受六淫之邪和四季气候、恶劣环境所影响。主要原因是病邪首犯皮毛，逐入肌筋，后入骨骼，然后传脏通腑，形成因四肢筋、肌、骨的症状，这些症状是内脏疾病在体表的反映。在对人体四肢的推拿点按、热浴熏洗、追风祛湿的外治康复中，功能足疗的治疗十分有效，即追风是对四肢皮络的活血除风，祛湿是对四肢经脉与内脏的行气发汗、解表利湿。

5. 有补益肝肾的作用

中医认为，人体足部乏力、足肿、足脉不通均与人体肝肾亏虚相关。肝肾为人体下焦，易生湿热之邪，肝肾亏虚则人体寿命大减，免疫力降低，外邪易侵入，百病易生。功能足疗在于升提肝肾阳气，活跃足部气血经脉。改善足部经脉循环，使足部生力解乏，有补益肝肾的作用，达到舒肝解郁、强腰壮阳的目的（图3－43）。

（四）基本范围

功能足疗有很强的针对性，特别是内脏功能的改善和足疗相关经脉联系，其基本康复治疗范围主要在足部损伤、降三高、治消渴、追风除湿、补益肝肾等五个方面。基本范围的大与小、

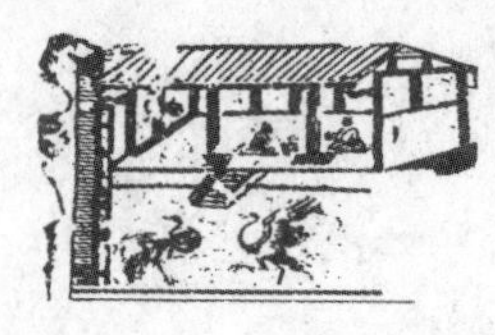

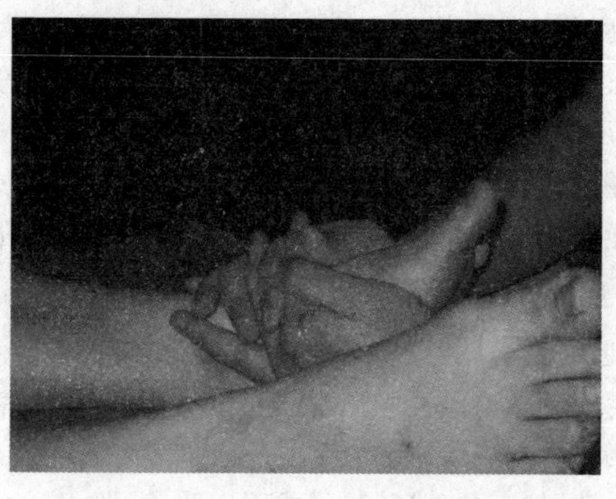

图 3－43　施术者用双手交叉抱住足腕部快速地擦揉足背处

广与窄完全是根据每一位足疗师自身的实践体会而成。

1. 足部损伤类

足扭伤、足掌痛、足红肿、足疼痛、足转筋、足寒冷、足跟痛等症。以上足部损伤，多因外界侵袭相关，产生足部不良症状。在功能足疗这些突发足部症状时应辨证地分析，对症施术。足扭伤，应镇痛活血，点穴为主，禁揉拔伸。足损伤红肿，则敷药涂汁，切忌足疗按摩。

2. 降"三高"类

高血脂、高血糖、高血压所致的头昏、头痛、心律不齐、心烦意乱、中风、偏瘫、手足麻木、口干、颈肩隐痛、失眠多梦等。以上三高症状有各种主症和兼症。在配合内服药和食疗的同时，可适度地运用功能足疗和头、颈、脊椎的穴位按摩治疗。内调"三高"在于中药配方，外治"三高"在于经脉穴位的准确运用和点线的广泛施术。功能足疗用调气血之法，可平"三高"之症（图 3－44）。

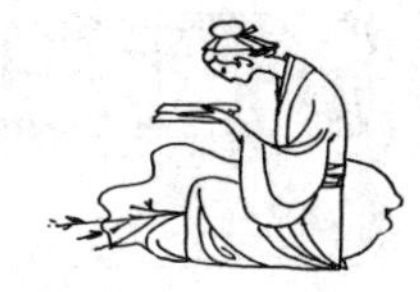

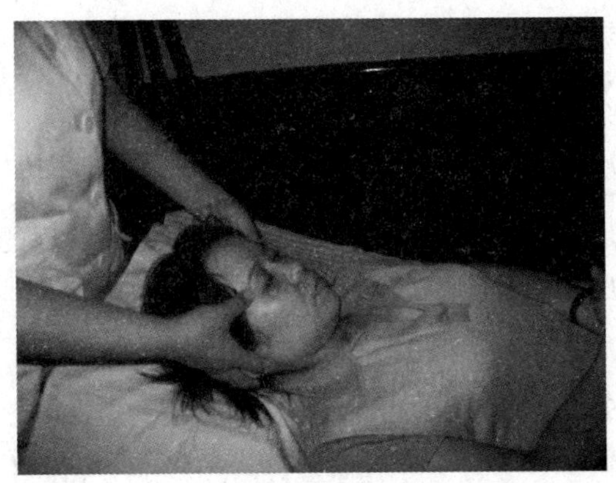

图3－44　施术者用大拇指点按太阳穴等

3. 治消渴

消渴所致的尿频、足乏力、足转筋、口干苦、眼干涩、心烦意乱、心慌胸闷、胃胀痛、下肢浮肿、口渴喜饮、失眠神衰等。在配合内服药和食疗养生的同时，适度地从辨证分析中寻找上消、中消、下消的主症和兼症，在功能足疗中，准确地发挥其外治足疗的点按经穴的作用。可达到内外配合治消渴的目的。

4. 追风祛湿类

风寒痹所致的关节疼痛或游走性关节红肿、双膝酸软无力、骨痹寒痛、肩痹、足趾麻木等。在配合针灸、拔罐、敷贴的同时，辨证施治。在功能足疗中，用拿捏之法，梳理下肢经脉，达到活血化瘀、追风祛湿的目的。

5. 补益肝肾类

肾亏肾衰所致的腰酸腰胀、尿频尿急、耳鸣耳聋、四肢无力、手足寒冷、阳痿早泄、月经不调、小腹冷痛、不孕症等。在配合内服中药、食疗的同时，适当地在辨证施治中对不同的肝肾亏虚进

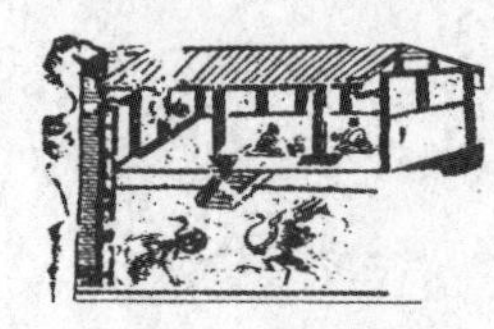

行功能足疗。在按摩施术中应选择腰脊椎部位相关肝肾穴位，配合足疗对足掌穴位使用补益肝肾的外治法。

（五）注意事项

功能足疗具有专有性和特殊性，在对内脏疾病的综合治疗和专项足疗按摩时应注意以下几点。

1. 内调功能

（1）对每一位顾客的内脏疾病应要有准确诊断。内服中药配方要注意副作用，食疗滋补要适度，部分内脏疾病宜泻不宜补。

（2）在内服中药配合的同时进行功能足疗，足疗力度、穴位、感传性要到位、到点、深透。避免功能足疗在表皮施术，达不到应有效果。

（3）在功能足疗中应配合脏腑的相关病变，选择足部穴位或选择全身经穴。应以镇痛为主，以经养血。

（4）内调功能是经脉与相关内脏的联系作用，辨证地选用穴位，避免全身按摩，可使全身放松，若缺乏重点施术，则达不到功能足疗效果（图3－45）。

（5）应随时关注浴足者内脏功能状况，注意手法施术力度和平素饮食药物进程，如有病情变化应随时调整。

2. 外调功能

（1）主要对慢性外部功能失调作功能足疗，选用配穴和施术方式应辨证巧用、辨病足疗。

（2）在外调功能足疗、内调中西药物时应明确主次之分、君臣之分、轻重之分、缓急之分的施术原则，做好内调外调的和谐统一。

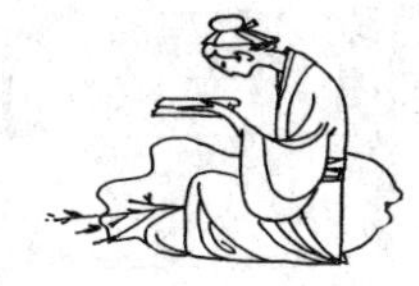

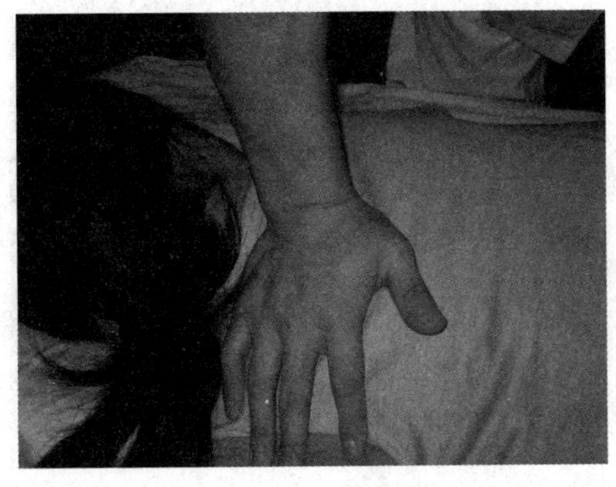

图3－45　施术者平掌推揉肩部

(3)应防病势加重，防病邪扩张，防浴足者虚衰，防内服外治不协调。努力做到外调、外治、外敷贴以康复养生为目的。

(4)手法应有力，缓慢适度，经传入里。防止产生不良作用。

(5)足部外伤或骨折后期康复应选择不同组方的中药浸泡，加速足部功能恢复。

3. 综合功能

(1)综合功能的确定，即综合疾病的诊断，应首先分清主症和兼症或伴随症，应抓住主症，扶正祛邪，康复人体元气为主。

(2)在施术中，内服、外治、食疗等应有主次之分，避免功能足疗太过、太急等。

(3)在综合功能的判断中，用简单之法扶正固阳即可。避免施术太杂，内服外治太乱等现象出现。

(4)在功能足疗中，应上治下调结合，同时配合内服、经脉调理等(图3－46)。

(5)应当注意施术者与浴足者的对话交流、感情交流、心灵

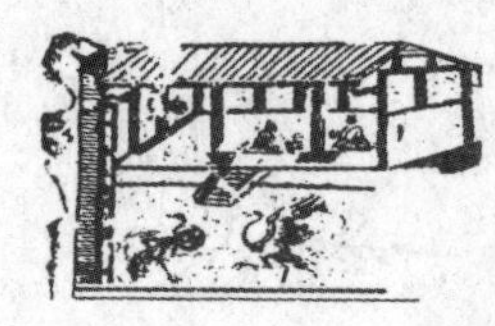

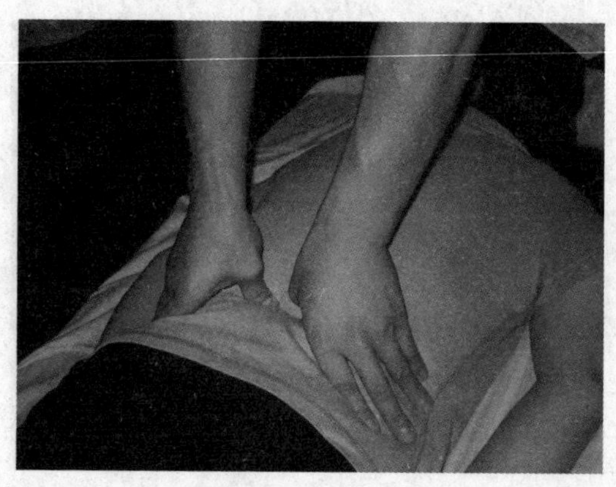

图 3－46 施术者拇指点压腰脊处，用暗力修正腰椎

交流，熟知手法力度，熟悉经脉传导，使疗效扩大。

五、家庭足疗

随着社会经济的快速发展，家庭的足疗按摩和康复养生得到全社会认可和广泛的普及，有的家庭购置了专用浴足按摩盆或保健冲浪浴缸、足疗按摩器等。

家庭足疗多不规范，有的以中药泡足为足疗，有的以长期干搓足、捏足为足疗，更有用仪器按摩、振动放松为足疗。家庭足疗应当有针对性，根据家庭成员不同的状态，使用养生足疗方法。老人浴足、泡足，早晚都用，更是健康；小儿偶用浴足，切忌按摩，用酒浴擦足提高免疫力即可；妇女浴足、按摩，养生又养颜；男子常浴足可补肾解除疲劳（图 3－47）。

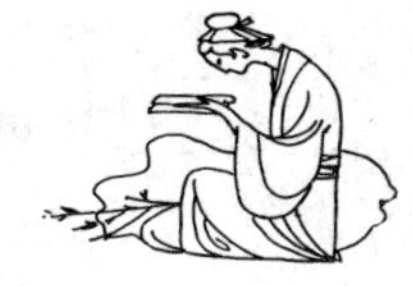

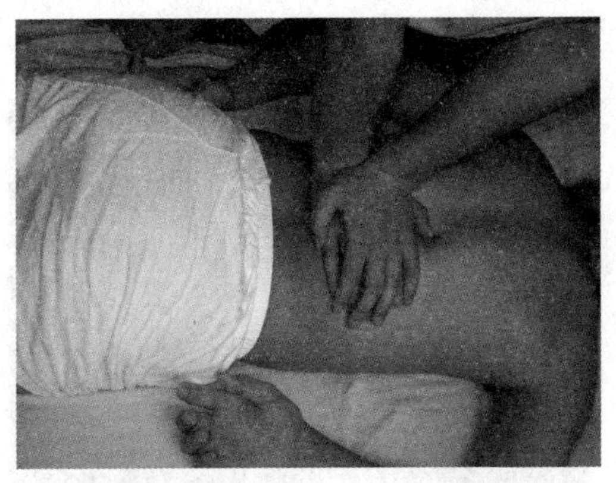

图 3－47　用叠掌方法按压腰背部

（一）基本程序

1. 家庭足疗流程图

①熏足→②烫足→③泡足→④浴盆按摩→⑤水中捏足→⑥拍打足部→⑦搓擦足掌→⑧洗净足污→⑨按摩振叩→⑩全身揉捏→⑪头部调节→⑫肩颈调节→⑬腰背调节→⑭胸腹调节→⑮结束。

2. 家庭足疗流程图解

（1）熏足：将一定中药配方加热后，放置足盆中，用塑料布或浴巾围住双膝，通过盆中蒸发之热气，用药熏双膝，足部微有出汗即可（图 3－48）。

（2）烫足：将配有中药的药水加热，烫洗双足，以耐受为度，切忌烫伤。烫足水温应根据家庭成员的身体状况而定。

（3）泡足：将配有中药的药水保持一定的恒温泡足，泡足时间不可太长，一般半小时以内，泡足时如遇冬季可边泡边加热，

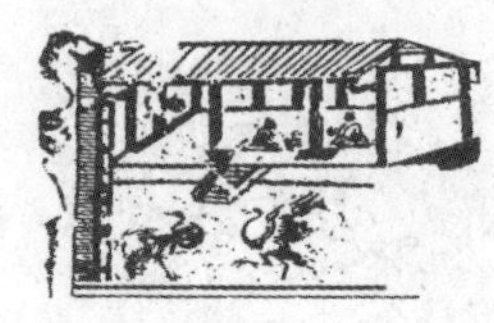

保持水温。

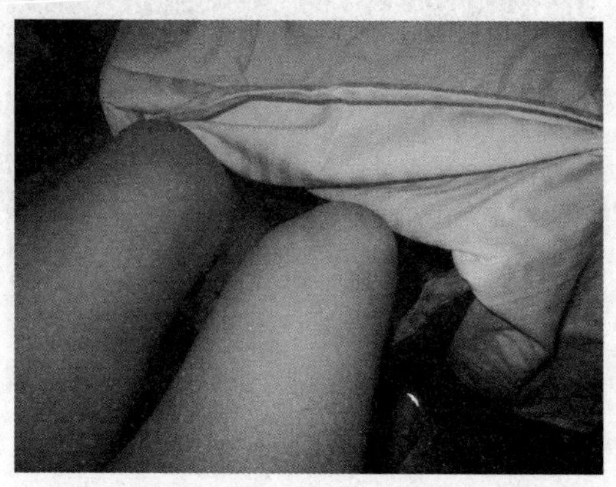

图 3－48　中药熏蒸双腿、双足

(4)浴盆按摩:足盆按摩器在水中按摩 15 分钟即可。不应振动太长或猛力快振,速度应有所变化,由慢到快,或由快入慢的方式,让人有舒适感即可。

(5)水中捏足:在浸泡的水中,用揉捏、挤压、搓擦之法施术。揉捏足趾,挤压足掌,搓擦足部。使人感到舒适。

(6)拍打足部:用毛巾蘸药水,贴于双膝部,用手掌拍打毛巾,将药水透皮入肌达骨,缓解膝部、足腕、小腿的隐痛痉挛、风湿等症。

(7)搓擦足掌:用手掌侧,贴于足掌或足心处,快速搓擦,贴紧生热,肤烫即可。冬季避免慢搓缓擦,防止受凉。

(8)洗净足污:用清洁之水,配合足浴液或香皂反复两次洁净双足,擦干即可。

(9)按摩振叩:用一只手贴肤,另一只手半握拳,叩打振动人体肩颈部、腰骶部、足腿部。振叩加按摩易于放松筋骨(图

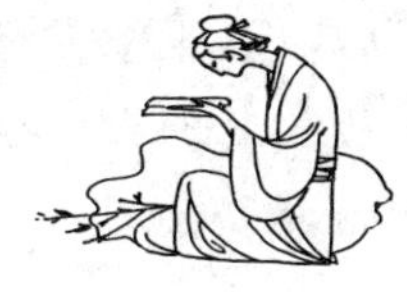

3-49)。

(10)全身揉捏:用双手拿捏揉按全身各部位。拿筋捏肌,轻松自如,解疲消困,有益养生。

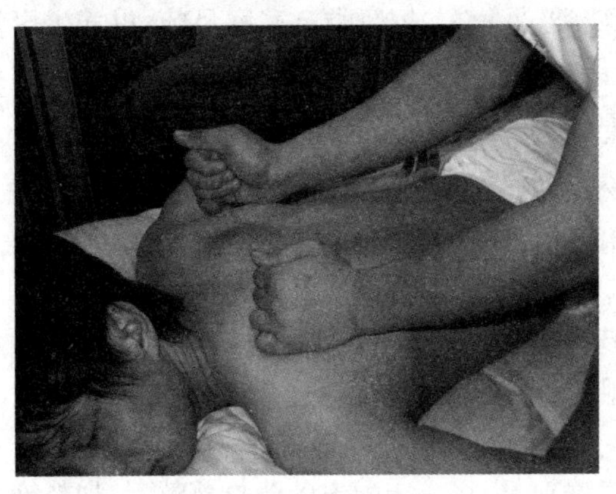

图3-49　施术者用双手握拳叩打肩背部

(11)头部调节:用双手指推、指揉、指按、指捏之法,在头部做穴位经脉疏通刺激,达到醒神开窍、安神宁志的目的。

(12)肩颈调节:用双手拿捏、拿按、拿揉、拿压之法,在肩颈部进行肌、筋、骨的治疗养生,达到松缓、散寒活血的目的。

(13)腰背调节:用双手按压、按揉、按顶、按脊椎之法,有强腰活血、通络宽背的作用。

(14)胸腹调节:用双手分推、分压,分别舒揉腹部、叠揉肚脐等,有理血导气、舒展胸腹、解郁行滞的作用。

(15)结束:在不同的家庭成员按摩中,其结束的方式不一样,中年人多用牵引、抖摇四肢为结束,老人则拍打叩揉为结束,小儿则以摸揉为结束。

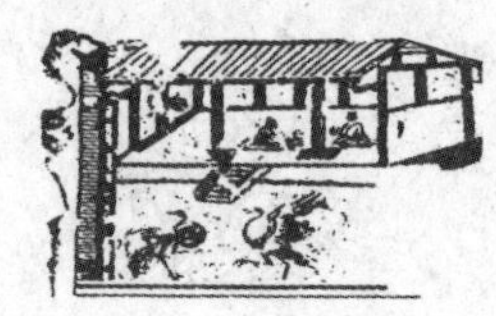

（二）基本手法

家庭足疗的基本手法，是根据家庭成员的不同状况形成，主要分为熏洗类、足疗类、按摩类。家庭足疗，以养生康复、理疗健生为主要目的。

1. 熏洗类

（1）药熏双足：将一定配方的药物煎熬后，加热放置于足盆中，然后用塑料布围住双腿部，让药蒸汽在盆内升腾，熏蒸足关节病变处。

（2）药熏双膝：将追风祛湿的药物加热后，熬煎放置在足桶中，然后用塑料布围住大腿部，让药蒸汽在桶内上升，熏蒸双膝寒冷处。

（3）烫洗双足：将一定配方的药物煎熬后，加热泡洗双足，烫洗水温逐渐升高，并保持恒温，以耐受为度，切忌水温太热。

（4）拍打双膝：将药物煎熬后，用毛巾浸洗双膝，然后将毛巾贴于双膝处，并拍打毛巾，将药汁透皮入肌传里，拍打至肤红为度。

（5）冷敷双足：将一定药汁加水冷却，然后冷洗双足，对于湿热、火毒之症，能退热降火。对足扭伤红肿者，可用冰块冷敷、冷浴。

2. 足疗类

（1）按捏双足：施术者用双手按捏、按压、按挤双足，在水中浸泡时进行，也可以清洗后擦干按捏，其按捏力度，以轻重呈节奏感为佳。

（2）搓擦足掌：施术者用单掌或双掌贴紧足掌部，快速地搓擦，使肤热为度，使热传肌筋，经透骨骼。在冬季寒凉之时，肤热即可（图 3－50）。

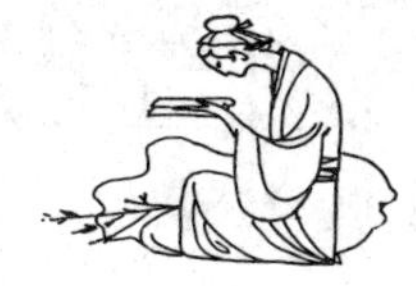

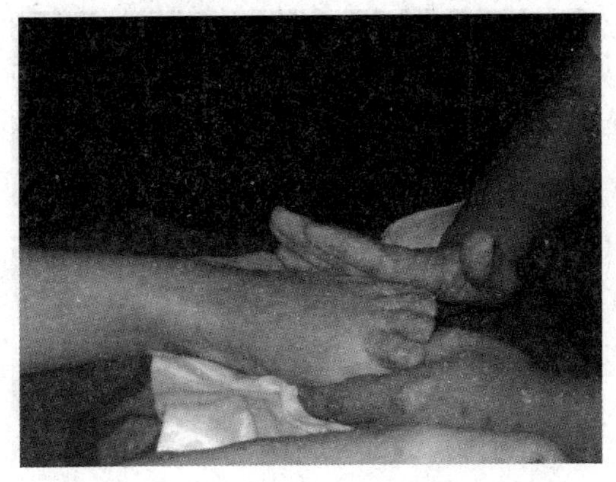

图3－50　施术者用单拳快速地搓擦足掌部

(3)拍打双腿:施术者用掌或半握拳,从大腿有节奏地拍打、捶叩至足部,反复进行。力度不宜太重,速度不宜太快,以养生康复为主,肌筋骨放松为目的。

(4)修剪趾甲:用足剪或趾甲刀等用具,修剪足部趾甲。切忌粗鲁、猛力,误伤趾甲。

(5)刮揉足部:用牛角片、玉器或姜块刮揉足部、小腿或大腿内侧,刮时慢稳,揉时温和用力即可。

3. 按摩类

(1)醒神疏经法:施术者用两指或多指分推头部两侧,似梳理头部的木梳一样,用手指头按压推揉,从前向后脑进行。反复数次,指尖用力,推行到点,沿头部经走行,可祛风镇痛。使人神清气爽、头面放松自如(图3－51)。

(2)解疲减压法:施术者用双掌或单掌,从颈部拿捏、拿揉到肩井、肩峰、肩臂处。拿捏中有揉、有按、有压的复合式动作。使人肩颈部松缓解疲、消困减压。

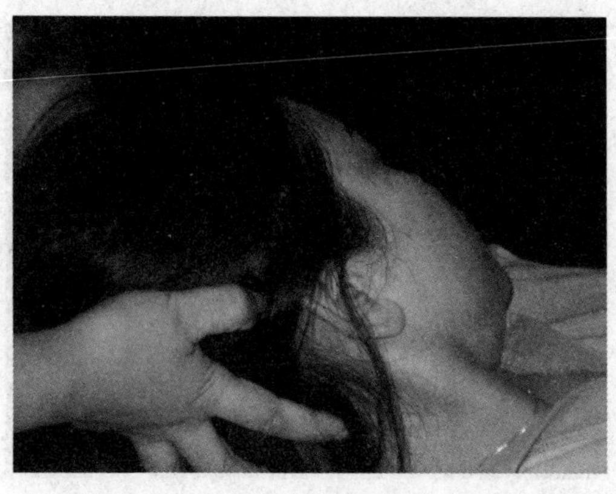

图 3－51　施术者用手点掐脑后穴位

(3)健腰益肾法:施术者用双掌分推腰部、分压腰肌、叠掌压腰椎、掌叩打腰骶部等手法。有强腰固肾、镇痛活血的作用。对腰肌劳损、肝肾亏虚者,家庭健腰益肾法大有好处。

(4)揉腹行气法:施术者单掌或双掌揉捏腹部,从胃脘到肚脐、关元等处,自上而下,或左右揉动即可,揉慢力重,按压适度。

(5)补肾大法:家庭中夫妻两人,对男子的外阴部、腹股沟部进行按摩,对女子的两小腹部、腰骶部、大腿内侧舒筋按摩,有利于提高性生活能力(图 3－52)。

(三)基本原则

家庭足疗的基本原则,是康复养生、消除疲劳、强健身体、和谐家庭情趣。家庭足疗首先体现的是家庭成员中的一种关爱、一种奉献、一种心理到生理的交流,达到健康养生、消除疲困、重唤活力的目的。

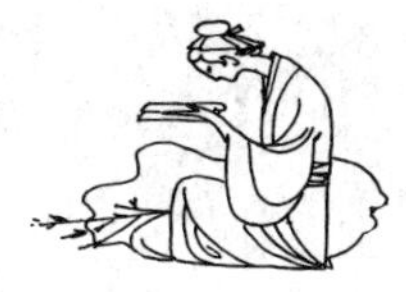

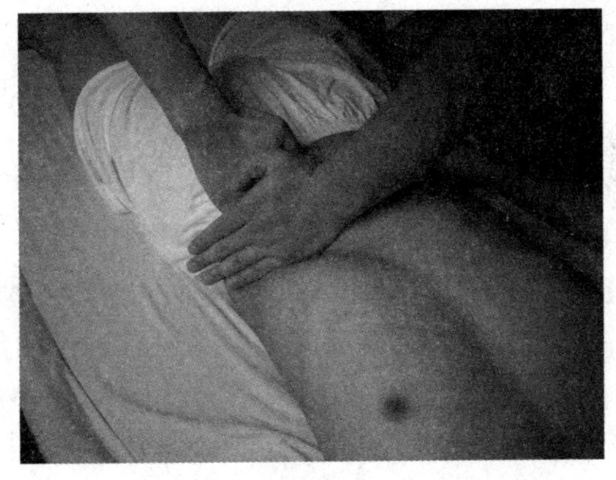

图 3－52　施术者叠掌压揉小腹部

1. 熏洗具有追风祛湿,解表除寒的作用

(1)家庭足疗中的熏蒸之法,对人体足部双膝的熏洗。其中药配方多选用老鹳草、木瓜、丝瓜络、羌活、独活、川牛膝、花椒、生姜、盐、艾叶、石菖蒲、透骨草、防风等。上述药物用水煎熬后,趁蒸汽上熏,用熏、闷、捂、贯等方法,将药物微粒子趁热渗透入肌、筋、骨,同时也逼人体足部、双膝的风湿、寒湿外泄,从而达到追风祛湿、解表除寒的目的。所以每一次家庭足疗熏蒸后,人体下肢或全身都会因热而出汗,关节轻松自如,熏洗具有双向性,既能解表通络出汗、追风祛湿,又能使药汁乘热透皮入骨,改善下肢痉挛、寒凉之症。

(2)具有清热解毒、杀虫止痒的作用:对人体足趾湿气、足部癣症等的熏洗。其中药配方多选用苦参、薄荷、地肤子、生地、野菊花、白鲜皮、紫花地丁、滑石、明矾、冰片、花椒、大蒜等。上述药物用水煎熬后,趁热熏洗足部,用熏洗、熏泡、熏擦等方法,将药物中的止痒凉血的微粒子趁热深透入肌、筋、骨。同时将人体

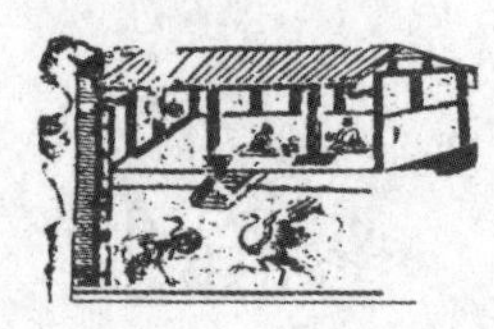

下肢部的湿毒、顽癣毒气外逼、外除、外泄。从而达到清热解毒、杀虫止痒的目的。熏洗清热解毒、杀虫止痒具有双向调节的作用,即热能解表出汗排毒,冷则渗透入里,平阳扶阴,能杀虫止痒,使气血畅通,病恶除尽。

2. 拍打振叩具有活血通经,平衡阴阳作用

家庭足疗中的拍打振叩之法,对人体足部从大腿至足趾的拍打振叩,其力透肤表、深振筋骨,使内脏气血经脉的作用加强,通瘀排阻、平衡阴阳。拍打的力度讲究均匀性、振叩的感受讲究舒适性。两者相互结合可使足部施术达到最佳效果(图 3 -53)。

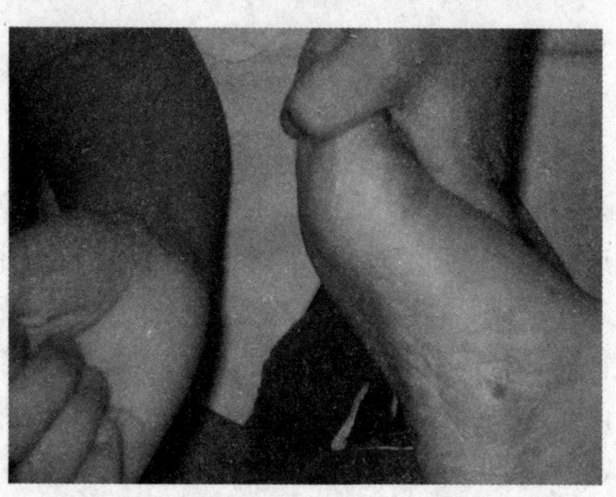

图 3 -53　施术者用半握拳叩打足心部

3. 具有解疲除乏,放松肌、筋、骨的作用

家庭足疗中的揉、捏、拿、点、按等手法,应注意在人体足部的经穴、经脉中敏感区域的运用。揉在面和线上进行,捏在足掌、小腿肌中进行,拿在足趾穴、足掌穴、足腕穴上进行,点在足部敏感区域中进行,按在足背小腿部中进行。家庭足疗因不同手法,产生不同刺激作用,对人体的气血经脉、皮毛肌筋骨调理,

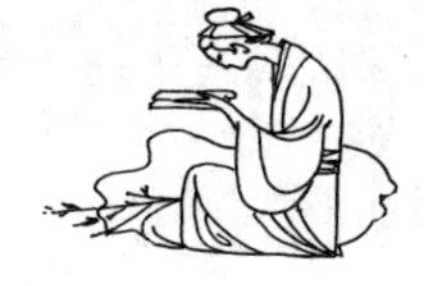

会产生意想不到的结果。家庭足疗手法到位、力度到位、配合到位,即能达到解疲除乏,放松肌、筋、骨的作用,让人足疗后顿感足部轻松(图3-54)。

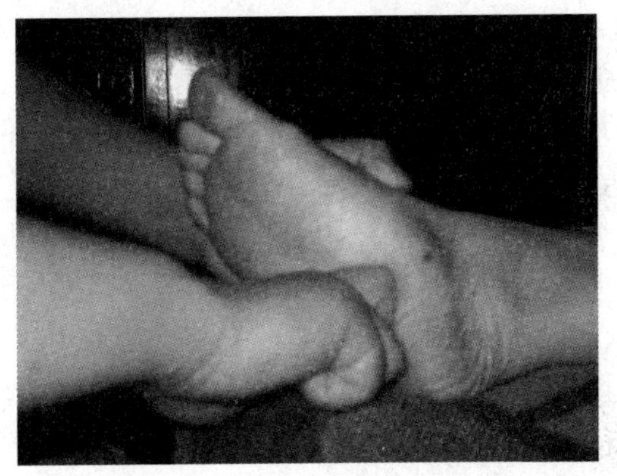

图3-54　施术者屈指顶压足掌,从足根到足前掌

4. 整体按摩具有调节内脏,沟通经脉的作用

家庭足疗中整体全身按摩,对于人体头部穴位、肩颈舒筋、腰脊推按、胸腹揉摩等不同的施术部位,不同的手法按摩,其调节内脏,外通经脉的作用也不一样。根据不同的家庭成员健康状况,在配置和选择全身按摩的方法中,应重点突出,一般作为保健时,可以全身按摩。常见只做一或两个重点部位即可。在力度的轻重上,以耐受为度,揉摩为主,轻重互补。

(四)基本养生

家庭足疗的基本养生范围,主要是根据每个家庭成员的个体状况,养生护理康复的方式也有所不同。大致分为老人养生、女性养生、男性养生、儿童养生四大类。

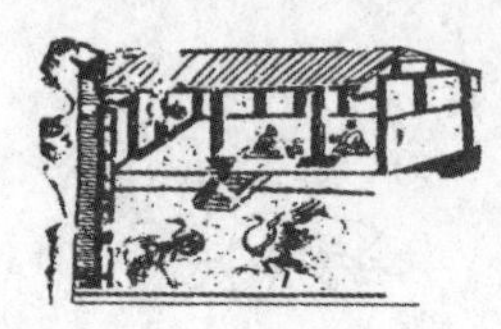

1. 老人养生

老人的疾病养生的范围,与老人的老年性疾病相关。不同年龄阶段的老人,基本养生调养也有所不一样,如60岁老人易中风,70岁老人易腿痛,80岁老人肠胃虚弱,90岁老人五脏均衰等。常见症状有中风、偏瘫、风湿关节寒痹、足转筋、足跟痛、足痉挛、足无力、腰胀痛、便秘、胃胀、胃痛、咳嗽、心衰胸闷、肩颈背痛、头昏头痛、失眠多梦、痴呆等。

家庭足疗在对老人养生中,既可以足疗沐浴为主,也可对全身适度的推拿按摩。根据不同老人的个体症状,进行辨证施术。

2. 女性养生

女性疾病的养生范围,是根据女性的生活特征或女性的生理变化特征,对不同的具体症状,进行基本养生调养。家庭女性中有妇科疾病、气血亏虚等常见问题,也有美容养颜的需要。主要病症为月经不调、痛经、闭经、红崩白带、产后腰痛、不孕症、小腹疼痛、乳腺增生等。

家庭足疗在对女性养生中,从足疗养颜、足疗调经到全身按摩养生,应根据不同的症状进行辨证施术(图3-55)。

3. 男性养生

男性疾病的养生范围,是根据男性的生活特征或男性的生理变化,对不同的具体症状,进行基本养生调节。男性中有亚健康症状、肾亏症状、筋骨疼痛等几个养生调理范围。主要病症为神疲乏力、四肢困倦、足部痉挛、失眠多梦、男子肾亏、男子腰酸、男子膀胱失调、肢体风湿、脊椎隐痛、肩胛寒痛、双肩沉重等。

家庭足疗在对男性养生中,从浴足按摩到全身按摩,和熏洗叩打全身,可解疲消困,补益肝肾,应根据不同的男子症状,进行中医药辨证施术。

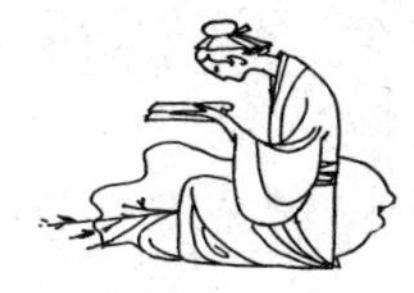

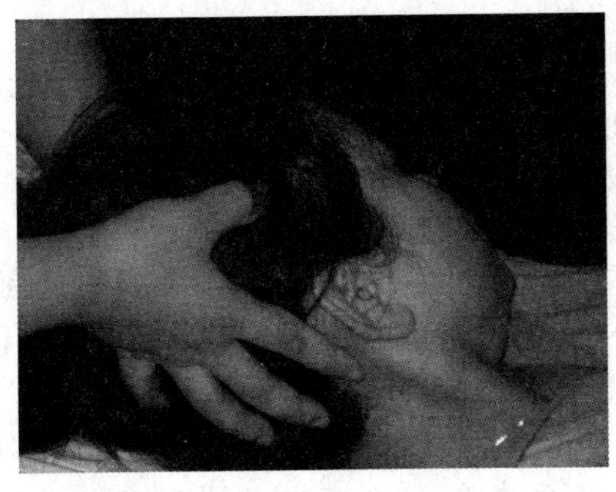

图 3－55　施术者双手点按掐揉后脑部位

4. 儿童养生

儿童的疾病养生范围，是根据儿童的不同年龄特征，或儿童的生长变化规律，对不同的症状进行养生调节。儿童有脾虚胃弱、易感冒咳嗽、免疫功能低下等，主要病症为面黄肌瘦、脾虚盗汗、好动、腹痛腹胀、厌食易吐、惊风不安、遗尿腹泻、便秘尿黄、疳积虫积、小儿癫痫、小儿麻痹等。

家庭足疗对儿童养生，主要是对一般性常见病的康复养生。在做小儿足疗、沐浴、药浴到全身经络的按摩中，应根据不同的儿童疾病，进行不同的家庭康复，辨证施术。

5. 中年养生

中年人的亚健康和神疲乏力，应针对不同职业或环境，采取不同的家庭养生方法。脑力太过者，应注意睡眠调理；体力劳动者，应注意筋骨恢复。中年人的心律不齐，头昏头痛，腰酸腿痛，风湿关节痹症等，可以通过家庭足浴，得到有效康复。

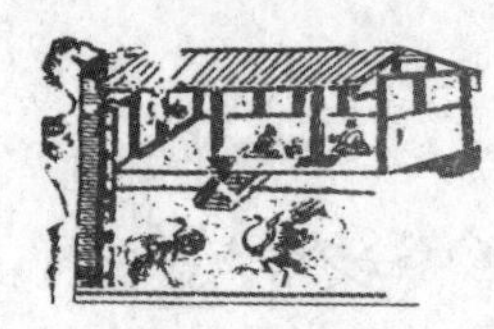

（五）注意事项

家庭足疗及家中保健养生，从一般的足疗熏洗到全身按摩，从技术的方式看，有简单操作手法，也有复杂的功能推拿。无论怎样，从正常康复养生到一般性常见病防治和疑难杂症护理，都应针对不同的病症，注意各种不同的变化和禁忌，有利于正确施术，避免不良的反应。

1. 家庭常见病

(1)对家庭常见病应该有正确的辨证，如果不好把握，可请专业医生诊断后，配合医生治疗的同时做家庭足疗（图3－56）。

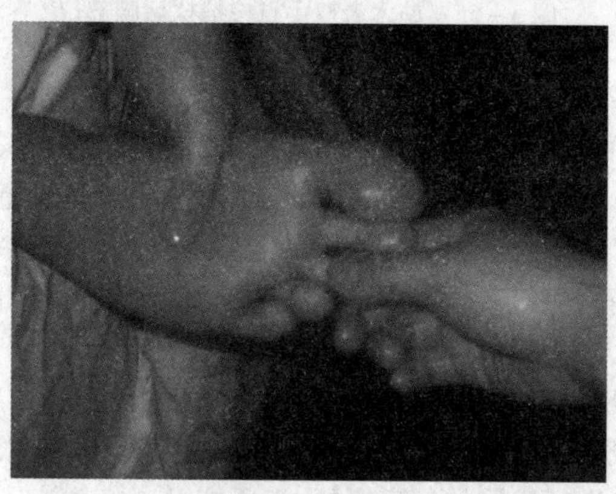

图3－56　施术者手掐足趾敏感点或痛点

(2)对家庭常见病出现早期症状时应早预防、早足疗，适度地锻炼和有规律的生活，是初期健康养生的选择。

(3)在一年四季中的气候变化、气温转变剧烈时，对气温变化敏感的家人，应提前关爱、细心呵护，减少因环境造成的不良症状。

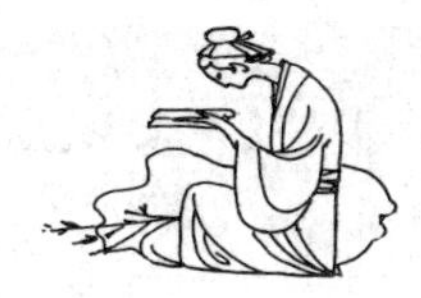

(4)家庭足疗的保健养生具有消除疲乏的基本功能,切忌在运用中熏洗不到时、足疗不到力、松缓不达到舒服状况。反而使疾病加重。如伤寒,刮背祛寒或浴足生热发汗未到量,则患者反而不舒服。

(5)家庭足疗后的饮食习惯,应针对不同的体质,适当地配合汤品和食疗。足疗后,有口干现象,应以补水为主,如有饥饿现象,可适当地吃些小吃。

2. 家庭疑难病

(1)对家庭成员的疑难杂症,要依据医生的诊断结果,制定正确的康复计划,作出多种关爱养生方案,在有效的药物治疗同时,配合有效的养生足疗,对恢复健康有促进作用。

(2)对家庭成员的心理关爱,往往比打针吃药更加重要。家庭浴足也许是一种方式,而心理呵护和对疾病治疗的信心增强才是关键(图3-57)。

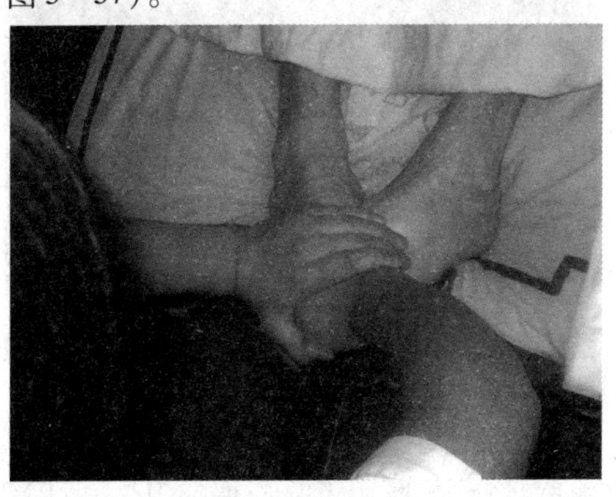

图3-57 双和叠掌压住足尖前掌处

(3)家庭成员的疑难杂症恶化时,要用正确的方式对待,如

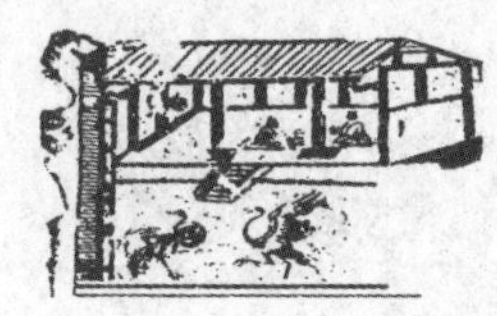

果是性格内向之人,应尽可能与其沟通。如果是性格外向之人,应尽可能保持静养,宁静养心,配合家庭足疗,有益无害。

3. 家庭的养生

(1)在家庭足疗中,不要太贪图享受,切忌将家人当佣人,这样不利于和谐的家庭气氛。

(2)在冬季的家庭足疗中,注意水温变化和室内温度,切忌时热时冷,以免引起感冒,使保健不成,反生疾病。

(3)凡家庭成员中免疫功能低下易疲劳、易感冒、易情绪低落者,在足疗保健中,适当配合食疗其效果会更加显著。

(4)女性月经期间、怀孕期间的家人切忌足疗。

(5)有严重外伤感染,或手术期间切忌足疗(图3-58)。

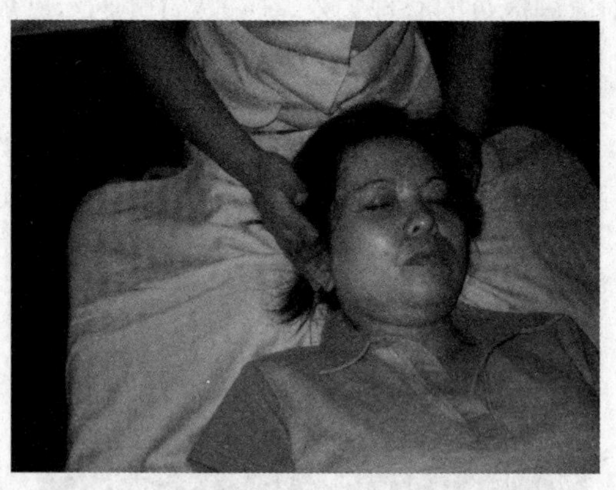

图3-58 施术者以手掌摩揉头部两侧处

(6)在家庭足疗中,所用工具应保持卫生,所用药物应注意药品质量,所处环境,应注意通风和室温。

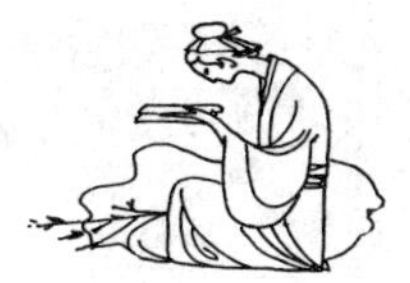

后 记

从提笔写此书到落笔校稿，耗时长达半年之久，此书文字虽不多，但要做到较系统、较全面、较有特色地展示给众人，还得认真对待，绝不敢敷衍了事。

目前浴足按摩之类书籍已出版近百余种，五花八门的手法和浴足门类齐全，但是，关于足浴理论研究和临床实践体会的内容甚少，多数缺乏商业性操作运用，更不要说培训上岗。此书落笔，犹如从头到足按摩一番。舒筋拿捏、点按振骨，那味道和感受，只有业内人士最有体会。

本书从实践中来，在实践中体会，形成较强的实践操作和行业理论的提升，这一切全赖于中医少林堂弟子开设的各类型浴足保健店的应用经验，其弟子中有的是以专科推拿医院到专科门诊治疗，如黄再军、李文、单继忠、李天等；有的是以中医浴足、保健按摩连锁经营，如丁明海的圆福养生理疗会所，周万涛的少林养生堂等；有的以特色养生经营，如夏吉琳、曾凡秀的针灸美容、针灸火熨减肥专长。还有的弟子以研究中医药足疗配方见长，如毛怡、秦明德等人。少林堂有三十余家弟子开设的各种相关中医药保健养生院或店，分布于全国各地，一部分弟子已在海外发展。书中插图系弟子丁明海圆福养生理疗会所提供。

中国的浴足保健行业，已发展为一个庞大的产业，并解决不

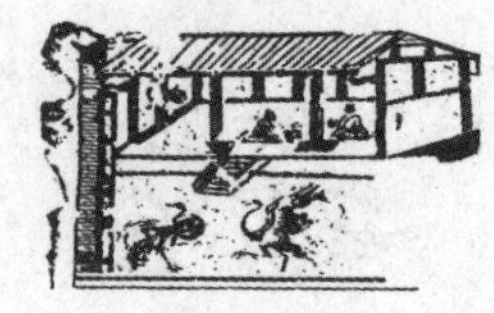

少人的就业问题,更加提高了人们的生活质量,此书的出版发行,愿为这一产业的兴旺发展,起添砖加瓦的作用,更愿在此行业的科学化、专业化、商业化进程中,走出国门,形成全球的中医药养生保健浪潮。此书似大海中的一滴甘露,愿润泽行业中的各类专业人士,解渴明道,全面发展。